云 南 野 生

食药两用植物

主编 刘小莉

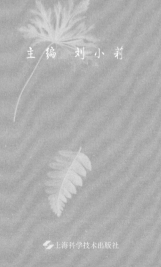

上海科学技术出版社

图书在版编目（CIP）数据

云南野生食药两用植物 / 刘小莉主编. -- 上海：
上海科学技术出版社，2024.1
ISBN 978-7-5478-6469-2

Ⅰ. ①云… Ⅱ. ①刘… Ⅲ. ①药用植物－介绍－云南
Ⅳ. ①R282.71

中国国家版本馆CIP数据核字（2023）第241329号

云南野生食药两用植物

主编　刘小莉

上海世纪出版（集团）有限公司
上海科学技术出版社　出版、发行
（上海市闵行区号景路 159 弄 A 座 9F-10F）
邮政编码 201101　　www.sstp.cn
上海颛辉印刷厂有限公司印刷
开本 787×1092　1/32　印张 5.75
字数：100 千字
2024 年 1 月第 1 版　2024 年 1 月第 1 次印刷
ISBN 978-7-5478-6469-2/R·2925
定价：80.00 元

云南是全国植物种类最多的省份，民族多，植物别具特色。本书作者通过对云南野外、民间集市进行实地调查和走访，收集了云南食药两用野生植物一手资料，并精选141种，阐述其中文正式名、拉丁学名、识别特征、食用部位、食用方法、药用功效、食用注意事项等，条目清晰，便于查阅。

　　本书按照食用部位进行编排，有茎叶类食材食药植物49种、花类食材食药植物17种、果实类食材食药植物56种，以及其他食用部位包括根茎、全株、鳞茎等19种。每种植物均附有实地拍摄植株和食用部位图片，方便读者更好地认识野生食药用植物。

中国食用野菜的历史源远流长，早在四千多年前，人们就开始采摘和品食野菜，并且吟唱成歌。我国第一部诗歌总集《诗经》中就有众多描述野菜、野果及农作物的句子，如"至彼南山，言采其蕨；至彼南山，言采其薇"。蕨，即当今的蕨菜，幼嫩拳卷叶作蔬菜，根状茎富含淀粉，可作粮食和酿造原料；薇，即野豌豆，幼嫩的芽可食用。我国古代自然灾害较多，荒年时人们常常以采摘野生植物来充饥活命，逐渐挖掘出救荒植物。明嘉靖年间的《野菜谱》收录野菜60种，明周定王朱橚于永乐年间编著《救荒本草》两卷，收录414种可食植物，《救荒本草》曾流传海外，并在日本被多次翻印。

云南是全国植物种类最多的省份，且具有多民族的特点，对野菜的挖掘更为广泛和别具特色。据统计，云南省有野生蔬菜400多种，有些种类的分布和应用较为广泛，有些则具有明显的地域性。近年来，随着"回归自然"理念的普及，城市人群对山野食材的向往也更加强烈，不仅城市菜市场的野菜、野果受到人们的青睐，去野外采集野菜、野果也成为一种健康新风尚。但是，无论城市居民还是农村居民，对野菜的认识均存在不足之处，主要体现在几个方面：①对种类的识别存在困难，虽对常见种类有一定的认识，但不够准确，偶有中毒事件的发生，如误食马桑中毒；②对野菜的食用部位、加工方法和烹煮方法等不熟悉，如不知大白杜鹃只可食用花瓣，误食嫩枝导致中毒；③对野菜的安全性认识存在盲区，如不知商陆全株具有毒性；④对野菜的药用功效认识不明确，过量食用而导致不良后果，如过量进食灰灰菜引起日光性皮炎。"药食同源"是中医药的特色之一，药可借食味，食能助药效，二者合而为一，可以协同增效。大自然赋予人类很多的宝藏，合理、安全的应用可以为人类生活添加很多的便利和乐趣，而食之不当则可能导致不良后果甚至丧命。

本书编者通过对云南野外、民间集市进行实地调查和走访，共收录141种较常见野生食药两用植物，对其中文正式名、拉丁学名、识别特征、食用部位、处理方式、药用功效、食用注意事项等进行梳理。考虑到本书的读者主要为普通大众，多不具备植物学分类系统知识背景，所以本书采用较为直接的以食用部位作为一级分类，二级分类按照植物名笔画排序，以便读者查找与使用。书中植物大多配有植物野生状态图，配图尽量突出食用部位，以增加植物的辨识度。

编写本书的初衷，一方面是帮助公众更精准地认识身边的野生食药两用植物，树立食用野生植物的安全意识；另一方面是这些传统民间野生食药两用植物很可能是功能性食品开发的潜在挖掘种类，希望能够为从事功能性食品研究领域的同仁及中药学、食品相关专业的研究生、本科生课外拓展提供参考。

特别感谢"云南中医药大学生物与医药专业硕士学位点省级学科建设引导专项资金"和"云南中医药大学优质课程建设项目"的资助。植物鉴定并非易事，虽经编者反复考订，但书中难免有错漏之处，恳请专家和读者批评指正。

编者

2023 年 9 月于昆明　云南中医药大学

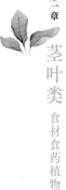

第一章

茎叶类 食材食药植物

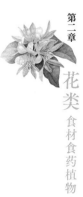

第二章 花类 食材食药植物

第四章

其他类

食材食药植物

第一章

茎叶类

食材食药植物

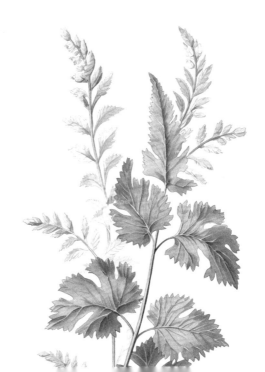

別名　馒头果 ∕ 木瓜榕 ∕ 大木瓜
　　　蜜枇杷 ∕ 波罗果

- **形态**　乔木或小乔木,高4～10米。幼枝被柔毛,红褐色,中空。叶互生,厚纸质,广卵状心形。榕果簇生于树干基部或老茎短枝上,大而梨形或扁球形至陀螺形,直径3～5厘米,具明显的纵棱8～12条,幼时被白色短柔毛,成熟脱落,红褐色。

- **分布和生境**　分布于禄劝、双柏、建水、华坪、漾濞、泸水、瑞丽、福贡、贡山、临沧、沧源、凤庆、镇康、西双版纳、绿春、金平、屏边、河口、西畴等地;生于海拔50～1500(～2000)米的热带、亚热带沟谷林中。

食用　嫩茎叶、果实:嫩茎叶常称为大象耳朵叶,煮熟后,切碎素炒或与豆豉同炒,傣族常用于蘸呐咪(蘸水)食用。果实(榕果)成熟后可鲜食,味甜。

药用　茎叶:祛风除湿,活血止痛。用于风湿骨痛,关节疼痛,红白痢疾等。

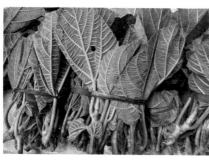
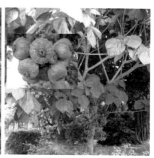

别名	小活麻／蝎子草／小荨麻
	无刺茎荨麻／秃茎荨麻

- **形态** 多年生草本。茎纤细,高 30～150 厘米,四棱形,有刺毛。叶卵形或狭卵形,长 2.5～7(～9)厘米,宽 1～3 厘米,边缘有 6～12(～16)枚牙齿或牙齿状锯齿,两面疏生刺毛和细糙伏毛,基出脉 3 条。雌雄同序。

- **分布和生境** 分布于云南各地;生于海拔 350～2 900 米的林缘路旁、灌丛、溪边、田边、住宅旁。

食用 嫩茎叶:与鸡蛋同煮汤、焯水凉拌或炒食。《本草纲目》记载:上有毛芒可畏。采摘时注意佩戴手套。苦、寒,有大毒,不可多食。

药用 全草:祛风镇惊,散瘀活血,舒筋活络。用于小儿高热惊风,痘疹不透,跌打损伤,风湿骨痛。

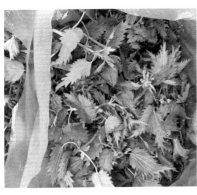
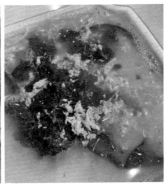

Vicia cracca

豆科 Leguminosae

别名　马豆苗／苕子
马豆花

- **形态**　多年生草本。茎攀援或蔓生,有棱。偶数羽状复叶,叶轴顶端卷须有 2～3 分支;小叶 5～12 对互生,线形、长圆或披针状线形,长 1.1～3 厘米,宽 0.2～0.4 厘米。总状花序与叶轴近等长,花多数密集一面向着生于总花序轴上部;花冠紫色、蓝紫色或紫红色,长 0.8～1.5 厘米。

- **分布和生境**　分布于云南多地;生于海拔 1 500～1 900 米的山坡、草地、路边。

食用　嫩尖、花:嫩尖焯沸水后煮汤或凉拌。花洗净与鸡蛋同炒。

药用　全草:祛风湿,活血,舒筋,止痛。用于风湿病,闪挫伤,无名肿毒,阴囊湿疹。

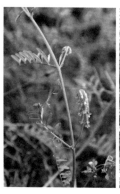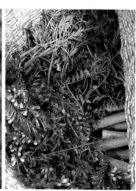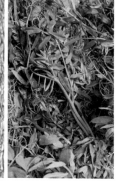

别名	甲子草
	长命菜

- **形态** 一年生草本,肥厚多汁,高10～30厘米。茎圆柱形,下部平卧,上部斜生。叶互生或近对生,长1～3厘米,宽5～15毫米。花常3～5朵簇生于枝端;淡黄色。蒴果长约5毫米,棕色,盖裂。
- **分布和生境** 分布于云南各地;生于海拔210～3000米的荒地上。

- **食用** **茎叶**:煮熟后凉拌或炒食。《救荒本草》载:采苗叶,先以水焯过,晒干,熟,油盐调食。
- **药用** **全草**:清热利湿,凉血解毒。用于细菌性痢疾,急性胃肠炎,急性阑尾炎,乳腺炎,痔疮出血,白带;外用治疗疮肿毒,湿疹,带状疱疹。

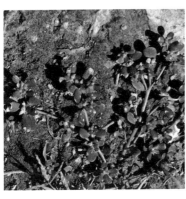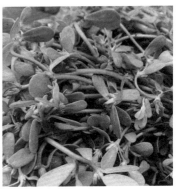

Dichondra repens

别名　马蹄黄 ／ 半边钱 ／ 月亮草 ／ 小挖耳草 ／ 积雪草
小团叶 ／ 小毛钱 ／ 半边蓬

- **形态**　多年生匍匐小草本,茎细长,节上生根。叶肾形至圆形,直径 4～25 毫米。花单生叶腋,花冠钟状,长 2～3 毫米,黄色。蒴果近球形,直径约 1.5 毫米。
- **分布和生境**　分布于云南各地;生于海拔 1300～1980 米的山坡草地、路旁或沟边。

食用　**茎叶**:凉拌或与鸡蛋同煎。

药用　**全草**:清热利湿,解毒消肿。用于肝炎,胆囊炎,痢疾,肾炎水肿,泌尿系统感染,泌尿系结石,扁桃体炎,跌打损伤。

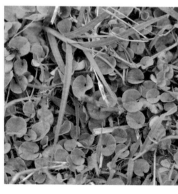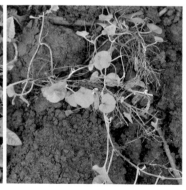

别名	杉松 ╱ 沙松 ╱ 凤尾花 ╱ 云南杉松 ╱ 杉树
	黑杉松 ╱ 松壳洛树 ╱ 滇油杉

- **形态** 乔木,高达 40 米;一年生枝干后呈粉红色或淡褐红色。叶条形,在侧枝上排列成两列,长 2～6.5 厘米,宽 2～3(3.5)毫米。球果圆柱形,长 9～20 厘米,径 4～6.5 厘米。

- **分布和生境** 分布于滇西北、滇中至滇南,海拔 1 200～1 600 米的地带。

食用 嫩尖:焯开水后,冷水浸泡半小时以上,凉拌。

药用 根皮:消肿止痛,活血祛瘀,消肿接骨,解毒生肌。用于跌打损伤,骨折,疮痈,漆疮。

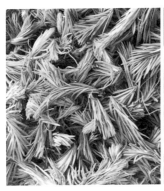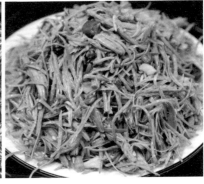

别名　车轮菜 ∕ 蛤蟆衣
蛤蚂草

- **形态**　多年生草本。须根多数。叶基生呈莲座状;叶片宽卵形至宽椭圆形,长4～12厘米,宽2.5～6.5厘米。穗状花序3～10个,细圆柱状,长3～40厘米。蒴果纺锤状卵形、卵球形或圆锥状卵形,长3～4.5毫米,于基部上方周裂。

- **分布和生境**　分布于云南各地;生于海拔900～2800米的山坡草地、路边、沟边或灌丛下。

食用　嫩茎叶:炒后制茶,炒食或焯水后凉拌。

药用　全株:利水,清热,明目,祛痰。治小便不通,淋浊,带下,尿血,黄疸,水肿,泄泻,鼻衄,目赤肿痛,喉痹乳蛾,咳嗽,皮肤溃疡。

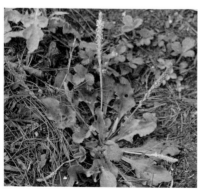
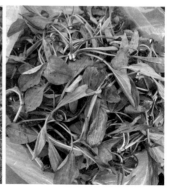

别名	野芹菜 ╱ 水芹菜
	野芹 ╱ 水英

- **形态** 多年生草本,高 15～80 cm。叶片一至二回羽状分裂,长 2～5 cm,宽 1～2 cm。复伞形花序顶生;花序梗长达 16 cm;无总苞;伞辐 6～16,长 1～3 cm;小伞形花序有花 10～25;花瓣白色。双悬果椭圆形或近圆锥形,长 2.5～3 mm,宽约 2 mm。

- **分布和生境** 几乎分布于云南各地;生于海拔 (880～)1 000～2 800(～3 600)米的沼泽、潮湿低洼处及河沟边。

Oenanthe javanica

（食用）**嫩茎叶**:食用方法与芹菜类似。炒食或腌制酱菜,风味独特。《救荒本草》载:发英时采之,炒熟食。

（药用）**根及全草**:清热利湿,止血,降血压。用于感冒发热,呕吐腹泻,尿路感染,崩漏,白带,高血压。

伞形科
Umbelliferae

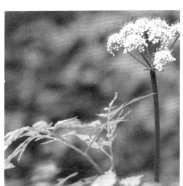
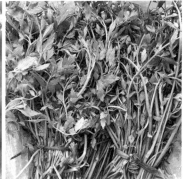

Elsholtzia kachinensis

別名　水薄荷／水香菜
安南木

- **形态**　柔弱平铺草本。茎平卧,被柔毛,常于下部节上生不定根,有分枝。叶卵圆形或卵圆状披针形,长1~3.5厘米,宽0.5~2厘米。穗状花序于茎及枝上顶生,开花时常作卵球形,在果时延长成圆柱形。花冠白至淡紫或紫色。

- **分布和生境**　云南除东北至东南部尚未发现外,其余地区均有分布;生于海拔1 200~2 800米的河边、林下、路旁阴湿地,沟谷中或水中。

食用 **茎叶**:凉拌、煮汤,有特殊的香气。

药用 **全草**:消食健胃。用于消化不良、腹泻。

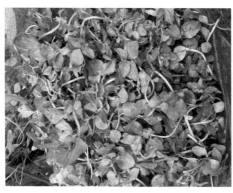
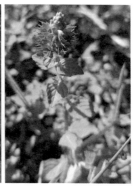

别名	蓼芽菜 / 辣蓼
	水辣子

- **形态** 一年生草本,高 40～70 厘米。茎直立,多分枝。叶披针形或椭圆状披针形,长 4～8 厘米,宽 0.5～2.5 厘米;托叶鞘筒状,顶端截形,具短缘毛。总状花序呈穗状,顶生或腋生,长 3～8 厘米,通常下垂,花稀疏,下部间断;花被上部白色或淡红色。

- **分布和生境** 几乎分布于云南各地;海拔 350～3 300 米的草地、山谷溪边、河谷、林中、沼泽等潮湿处。

食用 嫩苗:焯水后,炒食、凉拌或煮汤,常用于酿酒。自带辛辣味,古代作为辣椒调味。

药用 全草:化湿,行滞,祛风,消肿。治痧秽腹痛,吐泻转筋,泄泻,痢疾,风湿,脚气,痈肿,疥癣,跌打损伤。

Polygonum hydropiper

Polygonaceae 蓼科

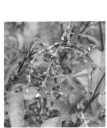
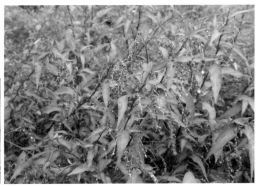

牛膝菊

Galinsoga parviflora

菊科
Compositae

别名　辣子草 ／ 向阳花
　　　珍珠草 ／ 铜锤草

- 形态　一年生草本,高10～80厘米。叶对生,卵形或长椭圆状卵形,长2.5～5.5厘米,宽1.2～3.5厘米;向上及花序下部的叶渐小,通常披针形。头状花序半球形,多数在茎枝顶端排成疏松的伞房花序。舌状花4～5个,舌片白色;管状花花冠黄色。

- 分布和生境　几乎分布于云南各地;生于海拔(850～)1500～2800米的林下、山坡草地、路边、沟边、田边或荒地。原产南美洲,在我国归化。

食用　嫩苗:与腊肉同炒或凉拌、煮汤。

药用　全草:消炎,消肿,止血。用于乳蛾,咽喉痛,扁桃体炎,急性黄疸型肝炎,外伤出血。花序:清肝明目。用于夜盲症,视力模糊及其他眼疾。

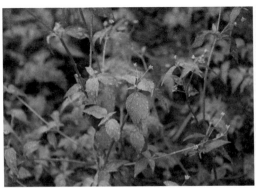
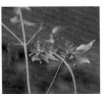
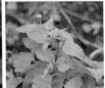

别名	蕨菜
	密毛蕨

- **形态** 植株高达 1 米以上。根状茎横走。叶远生；柄幼时密被灰白色柔毛，老则脱落而渐变光滑；叶片阔三角形或卵状三角形，长 30～80 厘米，宽 30～50 厘米；叶轴、羽轴及小羽轴的下面和上面的纵沟内均密被灰白色或浅棕色柔毛，老时渐稀疏。

- **分布和生境** 分布于云南各地；生于海拔 1 000～3 200 米的林缘空地上或荒坡上，石灰岩地区阳坡最常见。

食用 **根茎、嫩叶**：从根茎提取的淀粉称蕨粉，供食用。**嫩叶**称蕨菜，焯水后，冷水浸 2～3 天后与腊肉、韭菜等同炒食或凉拌；晒干可长期保存，常与猪脚同煮。同属植物中蕨 *Pteridium aquilinum* 民间同作蕨菜应用，两者性效相同。本品含致癌物质原蕨苷，不建议大量食用。

药用 **根茎**：清热解毒，祛风除湿，利水通淋，驱虫。

Pteridium revolutum

Pteridiaceae 蕨科

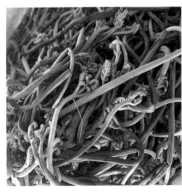
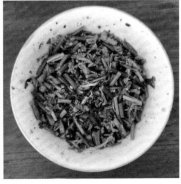

别名　甜菜

- **形态**　小乔木;树皮灰绿色,叶椭圆形或卵状椭圆形,长(7)10～12(14)厘米,宽3～3.5厘米,全缘。花序在主干和老枝上簇生,在小枝上单生于叶腋。花瓣4,淡绿色,小。核果浅黄色,椭圆形。

- **分布和生境**　分布于元江、双柏;生于海拔1100～1320米的河谷、沟谷密林中。

食用　**嫩枝、叶及花序**:常用于煮汤,味甜,鲜美可口,属于高档野菜,被称为"野菜中的贵族"。

药用　未见报道。

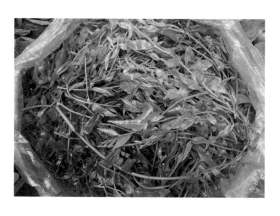

别名　蓼草／火炭毛　乌炭子

- 形态　多年生草本。茎直立,高70～100厘米。叶卵形或长卵形,长4～10厘米,宽2～4厘米;托叶鞘膜质,顶端偏斜,无缘毛。花序头状,通常数个排成圆锥状,顶生或腋生;花被5深裂,白色或淡红色,裂片卵形,果时增大,呈肉质,蓝黑色。瘦果包于宿存的花被。

- 分布和生境　分布于云南各地;生于海拔115～3 200米的林中、林缘、河滩、灌丛、沼泽地林下等处。

食用　嫩苗:煮汤或炒食。

药用　全草:清热解毒,利湿消滞,凉血止痒,明目退翳。用于痢疾,肠炎,消化不良,肝炎,感冒,扁桃体炎,咽喉炎,白喉,百日咳,角膜云翳,霉菌性阴道炎等。

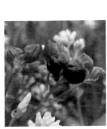
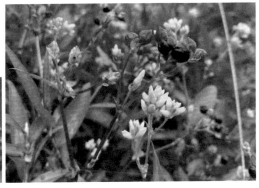

龙葵

Solanum nigrum

茄科 Solanaceae

别名 天天茄 / 酸酱草 / 野茄秧 / 天茄子 / 苦凉菜
苦菜 / 天茄苗 / 野辣子 / 狗纽扣

- **形态** 一年生直立草本,高 25～100 厘米。叶互生;叶片长 2.5～10 厘米,宽 1.5～5.5 厘米。蝎尾状聚伞花序腋外生,由 3～6(～10)朵花组成;花冠白色,长不及 1 毫米。浆果球形,有光泽,直径约 8 毫米,成熟时黑色。

- **分布和生境** 分布于云南各地;生于海拔 450～3 400 米的田边、荒地及村庄附近。

食用 嫩尖:煮汤、炒食或煮火锅。多地菜市场常售。全株寒,有小毒,不建议多食。《救荒本草》记载:采嫩叶炒熟,水浸去邪味,淘净,油盐调食,其子熟时亦可摘食。

药用 全草:清热解毒,利水消肿。用于感冒发热,牙痛,慢性支气管炎,痢疾,泌尿系统感染,乳腺炎,白带,癌症;外用治痈疖疔疮,天疱疮,蛇咬伤。

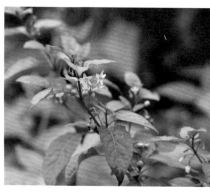
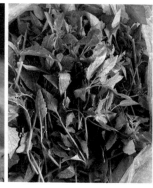

别名	凤尾茶 / 野山茶 / 铁线夏枯草 / 小山茶 / 牙刷草 云松茶 / 半边红花 / 鸭子草 / 小茶叶 / 小香茶 小松毛茶 / 土茶 / 山茶 / 山茶叶

- **形态** 多年生草本,高 25～30 厘米。茎上升,基部多少伏地。叶近无柄,在匍枝上的叶倒卵形或长圆形,长 3.5～5 毫米,宽 2～3 毫米,茎枝上叶披针形或倒披针形,长 0.8～2.5 厘米,宽 0.4～0.7 厘米。穗状花序单生于茎及枝顶端,长 2～3.5 厘米;花冠玫瑰红紫色,长约 9 毫米,冠筒下弯。

- **分布和生境** 分布于大理、武定、昆明、元阳以南及文山等地;常成片生长于海拔 1 200～3 000 米的山坡草地、稀疏松林中或石山上。

食用 **茎叶**:晒干做凉茶。气味清香,是红河州烧烤摊、餐馆中常见的凉茶。

药用 **全草**:发散解表,清热利湿,理气和胃。用于感冒发热、头痛、身痛、咽喉痛,虚火牙痛,乳蛾,消化不良,目赤红痛,尿闭,肝炎。

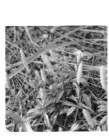
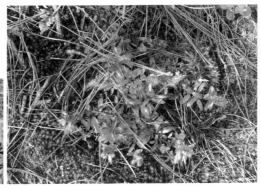

别名 万病回春 / 刺犁头

贯叶蓼 / 扛板归

- **形态** 一年生草本。茎攀援,多分枝,长1～2米,具纵棱,沿棱具稀疏的倒生皮刺。叶三角形,托叶鞘叶状,绿色,圆形或近圆形,穿叶,直径1.5～3厘米。总状花序呈短穗状;花被5深裂,白色或淡红色,花被片果时增大,呈肉质,深蓝色。瘦果包于宿存花被内。

- **分布和生境** 分布于云南多地;生于海拔500～2100米的草坡、山谷密林、林缘、山坡路边、河滩、山谷灌丛等处。

  食用 **叶片、果实:**均可直接生食,叶片具酸味,果实味淡、脆。

  药用 **全草:**清热解毒,利尿消肿。用于上呼吸道感染,气管炎,百日咳,急性扁桃体炎,肠炎,痢疾,肾炎水肿;外用治带状疱疹,湿疹,痈疖肿毒,蛇咬伤。

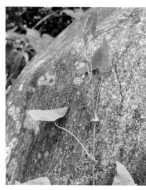
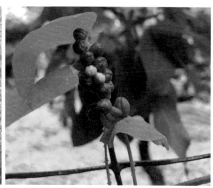

别名	西洋菜 ╱ 水田芥
	无心菜 ╱ 水蔊菜

- **形态** 多年生水生草本,高 20～40 厘米,全体光滑无毛。茎匍匐或浮水生,多分枝,节上生不定根。单数羽状复叶,小叶片 3～7(～9)枚。总状花序顶生,花多数,白色。长角果圆柱形而扁,长 15～20 毫米,宽 1.5～2 毫米。

- **分布和生境** 分布于云南多地;生于海拔 700～3 400 米沼泽地、水沟中或水边,喜生冷清水中。多地栽培。

食用 **茎叶**:属于高档蔬菜。可素炒、凉拌、煲汤或做沙拉。

药用 **全草**:清热解毒,凉血,止痛,助消化,利尿,强壮,抗坏血病。用于肺热咳嗽,气管炎,小便淋痛,泌尿系统炎症,皮肤瘙痒,疔毒痈肿,坏血病,促进新陈代谢。

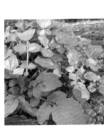
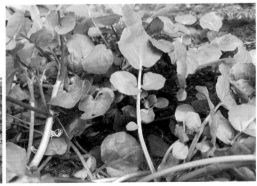

- **形态** 一年生或二年生直立草本,具乳汁。茎单生。中下部茎叶羽状深裂或大头状羽状深裂,基部半抱茎。头状花序少数在茎枝顶端排成紧密的伞房花序或总状花序;总苞片 3～4 层,总苞片上部沿中脉有少数头状具柄的腺毛。舌状小花黄色。冠毛白色,长 7 毫米,单毛状,彼此纠缠。

- **分布和生境** 滇西北至滇中一带有分布;生境和海拔适应广泛。

食用 嫩茎叶:焯水后凉拌、煮汤、烫火锅。味微苦、寒。

药用 全草:清热解毒,利湿消痞,消炎退肿。用于肺热喉痛,痞块,疔疮肿毒,乳痈,肠痈,目赤肿痛,皮肤风疹。

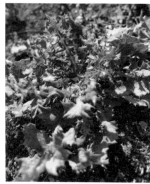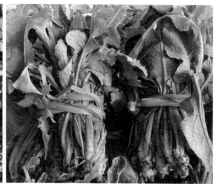

别名 四叶菜／四叶苹
　　　田字草

- **形态**　水生植物,植株高5～20厘米。根状茎细长横走,分枝,茎节远离,向上发出一至数枚叶子。叶柄长5～20厘米;叶片由4片倒三角形的小叶组成,呈"十"字形,长宽各1～2.5厘米,外缘半圆形。叶脉从小叶基部向上呈放射状分叉,组成狭长网眼,伸向叶边。

- **分布和生境**　分布于云南各地;生于水田或池塘中,为水田中难于根除的杂草。

Marsilea quadrifolia

(食用) **叶**:煮汤或直接凉拌。

(药用) **全草**:清热解毒,利尿消肿,安神,截疟。用于泌尿系统感染,肾炎水肿,肝炎,神经衰弱,急性结膜炎;外用治乳腺炎,疟疾,疔疮疖肿,蛇咬伤。

Marsileaceae 苹科

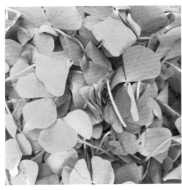
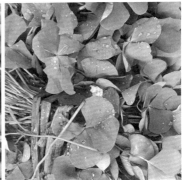

别名 缅芫荽 / 香菜 / 假芫荽 / 节节花
野香草 / 大香菜 / 傣芫荽

- **形态** 多年生草本,高11～40厘米。茎上部有3～5歧聚伞式的分枝。基生叶披针形或倒披针形不分裂,革质,边缘有骨质尖锐锯齿;茎生叶对生,无柄,边缘有深锯齿。头状花序圆柱形,长0.5～1.2厘米,宽3～5毫米;花瓣白色、淡黄色或草绿色。

- **分布和生境** 分布于孟连、澜沧、勐海、景洪、绿春、文山、蒙自、金平、河口等地;生于海拔100～1540米的丘陵、山地林下、路旁、沟边等湿润处。在滇南常栽培。

食用 **茎叶**:为傣族凉拌菜或烤鱼中常用的食用香料,是傣族菜的灵魂。洗净切碎即可食用。

药用 **全草**:疏风解热,健胃。用于感冒,麻疹内陷,气管炎,肠炎,腹泻,急性传染性肝炎;外用治跌打肿痛。

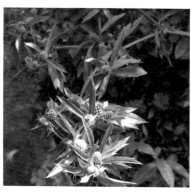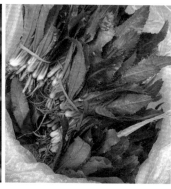

别名	香草 / 香荆芥 / 缠头花椒 / 佩兰 / 家薄荷
	香叶草 / 荆芥 / 九层塔 / 九重塔 / 千层塔 / 茹香
	鱼香 / 薄荷树 / 鸭香 / 小叶薄荷 / 蒿黑 / 涮涮香

- **形态** 一年生草本,高 20～80 厘米。茎直立,钝四棱形,多分枝。叶卵圆形至卵圆状长圆形,长 2.5～5 厘米,宽 1～2.5 厘米。总状花序顶生,由多数具 6 花交互对生的轮伞花序组成。花冠淡紫色,或上唇白色下唇紫红色,伸出花萼,长约 6 毫米。小坚果卵珠形,黑褐色。

- **分布和生境** 各地栽培,云南多地逸生。

食用 茎叶:可泡茶、凉拌、做佐料,具有增香、去牛羊膻作用,风味独特。全株富含芳香油,是调香和提取芳香油的原料。《救荒本草》记载:采苗叶炒熟,油盐调食。罗勒的变种疏柔毛罗勒在玉溪、楚雄等多地食用,食用方法相同。

药用 茎叶:用于外感风热,跌打损伤,胸闷不舒,胃肠气胀,痉挛,闭经。

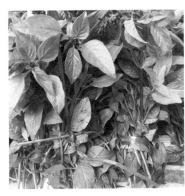
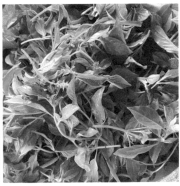

别名	小白蒿
	白蒿

- **形态** 半灌木状草本,植株有浓烈的香气。主根明显木质。茎单生或少数,高40~120厘米。基生叶密集着生,常成莲座状;基生叶、茎下部叶与营养枝叶两面均被棕黄色或灰黄色绢质柔毛,后期被毛脱落。头状花序卵球形,多数,直径1.5~2毫米。

- **分布和生境** 分布于云南多地;生于低海拔至2 200米的路旁、林缘等地。

食用 **幼嫩叶**:切碎后蒸鸡蛋;沸水炒后凉拌;茶饮。

药用 **幼嫩茎叶**:清热利湿。用于湿热黄疸,小便不利,风痒疮疥。

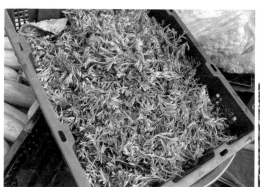
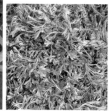

别名	荠菜
	荠荠菜

- **形态** 一年或二年生草本,高10～50厘米。基生叶丛生呈莲座状,大头羽状分裂;茎生叶窄披针形或披针形。总状花序顶生及腋生;花瓣白色,长2～3毫米。短角果倒三角形或倒心状三角形,长5～8毫米,宽4～7毫米,扁平,无毛,顶端微凹。

- **分布和生境** 分布于云南各地;生于海拔1 500～3 700米的山坡、荒地、路边、地埂、宅旁等处。

食用 嫩茎叶:是全国各地最常食野菜之一,与鸡蛋同炒、包饺子或做汤。《救荒本草》记载:叶炒作菜食,或煮作羹。

药用 全草:凉血止血,清热利尿。用于肾结核尿血,产后子宫出血,月经过多,肺结核咯血,高血压病,感冒发热,肾炎水肿,泌尿系统结石,乳糜尿,肠炎。

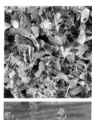
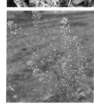
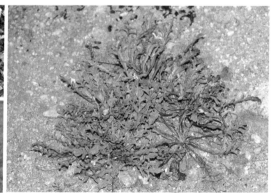

别名　无

- **形态**　乔木。小叶薄革质,侧生小叶基部不对称,长(5～)7～18厘米,宽(2.5～)3～8厘米。总状或伞房状花序着生在下部有数叶全长10～18厘米的小枝顶部,有花10～40朵;花瓣白色或黄色,瓣片长10～30毫米,宽5～25毫米;雌蕊柄长3.5～7厘米。果球形,干后灰色至灰褐。

- **分布和生境**　分布于云南西部、西南部、南部及东南部;常生于平地或1500米以下的湿润地区。村边道旁常有栽培。

食用　鲜嫩芽:炒食、煮汤或做腌菜。楤木(刺老苞),民间也有称其为树头菜,属同名异物,味苦,性寒。

药用　根、叶:清热解毒,舒筋活络,健胃止泻。用于肝炎,痢疾,泄泻,风湿性关节痛,流行性腮腺炎,胃痛,咳痰,烂疮,斑痧热证,毒蛇咬伤。

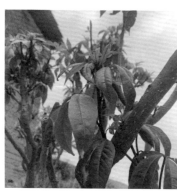
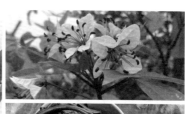
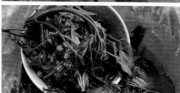

| 别名 | 木通藤 / 小木通 / 风藤草 / 山棉花 |
| | 细木通 / 线木通 / 柴木通 |

- **形态** 藤本。一回羽状复叶对生,有 5 小叶,偶尔为 3 小叶;小叶片卵形或长卵形,少数卵状披针形,长(2～)3～9 厘米,宽(1～)2～4.5 厘米。圆锥状聚伞花序多花;花直径 1.5～2 厘米,萼片 4,白色,倒卵形至椭圆形,长 0.7～1.1 厘米。瘦果卵形,长约 4 毫米,宿存花柱长达 3 厘米。

- **分布和生境** 分布于云南多地;生于海拔 1 650～3 400 米的山坡草地、林边或灌丛中。

食用 嫩茎叶:煮汤或炒食。

药用 全株:清热,利尿,止痛。治湿热淋病,小便不通,水肿,膀胱炎,肾盂肾炎,脚气水肿,闭经,头痛;外用治风湿性关节炎。

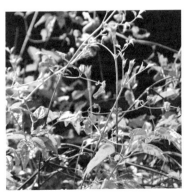
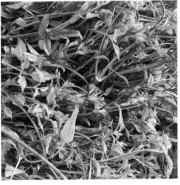

Bidens pilosa

菊科 Compositae

别名	对叉草 / 粘连子 / 粘人草
	婆婆针 / 刺儿鬼 / 一把针

- **形态** 一年生草本,茎直立,高 30～100 厘米。中部叶具长 1.5～5 厘米无翅的柄,三出,小叶 3 枚。总苞片 7～8 枚,条状匙形,上部稍宽,开花时长 3～4 毫米。瘦果黑色,条形,具棱,顶端芒刺 3～4 枚,具倒刺毛。

- **分布和生境** 分布于云南各地;生于海拔(350～)820～2 800 米的山坡、草地、路边、沟旁和村边荒地。

食用 嫩茎叶:焯水后凉拌、清炒、煮汤。

药用 全株:清热解毒,祛风除湿,活血消肿。主咽喉肿痛,泄泻,痢疾,黄疸,肠痛,疔疮肿毒蛇虫咬伤,风湿痹痛,跌打损伤。

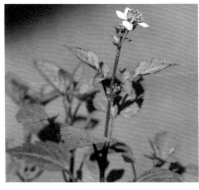
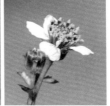

别名	青刺尖 ╱ 枪刺果 ╱ 打油果
	鸡蛋果 ╱ 阿那斯

- **形态** 灌木,长1～5 m。小枝常为粗刺状,枝刺长达3.5 cm,刺上生叶。单叶互生;叶片长3.5～9 cm,宽1.5～3 cm。花两性;总状花序顶生或腋生;花瓣5,白色;雄蕊多数,2～3轮;心皮1,子房上位。核果长1～1.5 cm,暗紫红色,有粉霜。

- **分布和生境** 分布于丽江、盈江、大理、洱源、嵩明、富民、昆明、峨山、武定、蒙自、文山、丘北、师宗;生于海拔1 000～2 800米的山坡、路旁、阳处。

食用 **嫩茎叶**:腌制、煮汤、凉拌。

药用 **根、叶**:清热解毒,活血消肿。用于淋巴腺炎,腮腺炎,乳腺炎,风湿性关节炎,痔疮,跌打损伤,月经不调,贫血,牙龈出血。

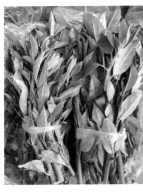 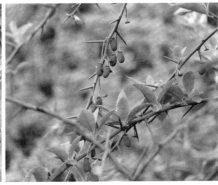

别名 竹根菜

竹叶菜

- 形态 一年生披散草本。茎匍匐生根,多分枝。叶披针形至卵状披针形,长3~9厘米,宽1.5~2厘米。总苞片佛焰苞状,与叶对生,折叠状,展开后为心形;聚伞花序,下面一枝仅有花1朵,不孕;上面一枝具花3~4朵,具短梗,几乎不伸出佛焰苞。花瓣深蓝色。蒴果椭圆形。

- 分布和生境 分布于云南多地;生于海拔1200米的田边,山坡阴湿处。

食用 嫩茎叶:炒食或与排骨同煮,同属植物饭包草 *C. bengalensis* 在云南民间亦可同用。

药用 全草:用于水肿,脚气,小便不利,感冒,丹毒,腮腺炎,黄疸肝炎,热痢,疟疾,鼻衄等。

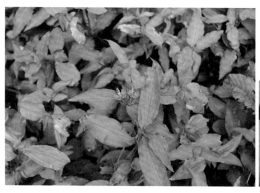

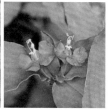

别名	马蹄草 / 马蹄菜
	马蹄叶

- **形态** 多年生草本,节上生根。叶互生;叶柄长 2～15 cm;叶片肾形或近圆形,长 1～3 cm,宽 1.5～5 cm。伞形花序单生,或 2～4 个聚生叶腋;伞形花序 3～6,聚集成头状;花瓣卵形,紫红色或乳白色。双悬果,果圆球形。

- **分布和生境** 分布于云南各地;喜生于阴湿的草地或水沟边。

食用 全草:洗净,与折耳根、番茄、糟辣子等一起凉拌。为普洱、西双版纳、楚雄等地常食野菜。体质虚寒者不建议食用。

药用 全草:清热解毒,活血祛瘀,利尿消肿,凉血生津。用于湿热黄疸,肝炎,外感风寒,上呼吸道感染,流感,肺炎,胸膜炎,中暑,痢疾,腹泻,砂淋,血淋,痈肿疮毒,跌打损伤等。具有较好的修护皮肤损伤等功效,常作药妆用。

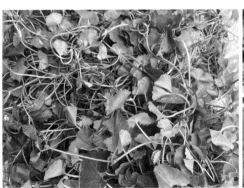
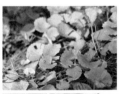
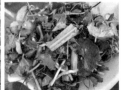

别名 竹叶菜
野竹叶菜

- **形态** 植株高 30～60 厘米;根状茎横走,粗 1～1.5 厘米。茎迴折状,具 5～9 叶。叶常矩圆形或卵状椭圆形。圆锥花序有毛,具多花,长 5～20 厘米;花白色,稍带紫色或紫红色;花被片下部合生成杯状筒。浆果球形。

- **分布和生境** 分布于贡山、福贡、碧江、泸水、腾冲、镇康、景东、德钦、中甸等;生于海拔 1850～4100 米的常绿阔叶林、刺竹林、竹箐、红杉林、冷杉杜鹃林、亚高山草地。

食用 嫩芽:开水中焯后凉拌,或与腊肉同炒、素炒、煮汤等。

药用 全草:补气益肾,祛风除湿,活血调经。用于劳伤,阳痿,偏正头痛,风湿寒痛,月经不调。外用于乳痈,痛疖肿毒,跌打损伤。

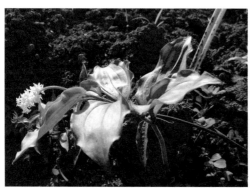

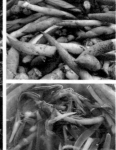

别名　海菜 / 龙爪菜 / 海茄子
异叶水车前 / 水性杨花

Ottelia acuminata

Hydrocharitaceae

水鳖科

- **形态**　沉水草本。茎短缩。叶基生,叶形变化较大。花单生,雌雄异株;雄佛焰苞内含 40～50 朵雄花,花梗长 4～10 厘米,萼片 3,绿色或深绿色,花瓣 3,白色,基部黄色或深黄色;雌佛焰苞内含 2～3 朵雌花,花萼、花瓣与雄花的相似。果为三棱状纺锤形,长约 8 厘米。

- **分布和生境**　是中国独有的珍稀濒危水生植物,分布于云南大部分地区;生于海拔 2 700 米以下的湖泊、池塘、沟渠和水田中。水体污染的环境下则不见海菜花踪迹。

食用　花梗:素炒、煮火锅、煮汤,大理常用与芋头同煮,口感爽滑清新;还可与米面、辣椒和调味料腌制成海菜花鲊。

药用　全草:清热止咳,益气固脱。用于血尿,淋证,水肿,风热咳嗽,咳血,子宫脱垂。

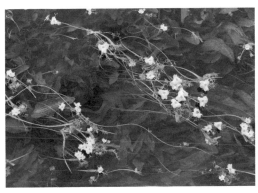
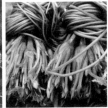

Allium hookeri

别名	大叶韭 ╱ 大叶韭菜
	名观音菜 ╱ 茎菜

- **形态** 鳞茎圆柱状,具粗壮的根;鳞茎外皮白色,膜质,不破裂。叶条形至宽条形,比花葶短或近等长,宽5～10(～28)毫米。花葶侧生,圆柱状;伞形花序近球状,多花,花较密集;花白色,星芒状开展。

- **分布和生境** 分布于贡山、中甸、丽江、维西、鹤庆、洱源、宾川、镇雄、昆明、嵩明、大理、保山;生于海拔1 500～4 000米的湿润山坡或林下、水沟边、草甸。目前很多地方有引种种植,甚至培育了新品种。

食用 **叶、根、花**:新鲜韭叶炒食为主;根(常称撇菜根)常与排骨或猪脚煲汤,或腌制成韭根食用;花有浓郁香气和辛辣味,辛辣味比普通韭菜柔和。

药用 **全草**:理气宽中,通阳散结,祛瘀,消肿止痛,活血通络。

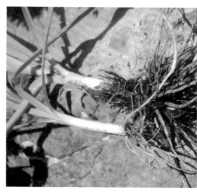
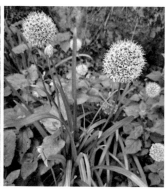

别名　过沟菜蕨
　　　水蕨菜

- **形态**　根状茎直立,高达15厘米,密被鳞片;叶簇生。能育叶长60～120厘米;叶片三角形或阔披针形,长60～80厘米或更长,宽30～60厘米。叶坚草质,两侧均无毛,叶轴平滑,无毛。孢子囊群多数,线形,几生于全部小脉上,达叶缘;囊群盖线形,膜质,黄褐色,全缘。

- **分布和生境**　分布于云南东南部、南部至西南部热带、亚热带地区;生于海拔100～1350米的山谷林缘湿地及河沟边。

食用 **幼嫩叶**:常与番茄、水豆豉同炒。其变种毛轴菜蕨 *Callipteris esculenta* 的嫩叶亦可食用。

药用 **嫩叶**:中国台湾用于解热。

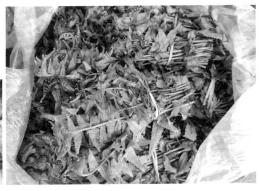
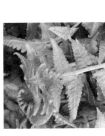

野拔子

Elsholtzia rugulosa

唇形科
Labiatae

别名　小铁苏／铁苏苏／铁苏棵／小山苏／青牛夕／地檀香／草拔子　狗巴子／白背蒿／半边香／小芝麻叶／矮香薷／倮倮茶　香芝麻／扫把茶／野巴蒿／香苏草／野苏／野香苏／野坝草　小紫苏／把子草／野苏子／蒿巴棵／松花野坝蒿

- **形态**　半灌木，多分枝。叶卵形，椭圆形至近菱状卵形，长2～7.5厘米，宽1～3.5厘米，下面灰白色，密被灰白色绒毛。穗状花序着生于主茎及侧枝的顶部，由具梗的轮伞花序所组成，位于穗状花序下部的轮伞花序疏散；花冠白色，有时为紫色或淡黄色，长约4毫米。

- **分布和生境**　分布于云南各地；生于海拔1 300～2 800米的荒坡、草地、路旁及乔灌木丛中，尤其在砍伐后的松林中生长良好。

食用 **茎叶**：晒干或炭火烤后作为茶饮，是红河等地著名的凉茶；新鲜茎叶与鸡同煮，可增香。

药用 **全草**：清热解毒，疏风解表，消食化积，利湿，止血止痛。用于伤风感冒，消化不良，腹痛，腹胀，吐泻，痢疾，鼻衄，咳血，外伤出血，疮疡，蛇咬伤。

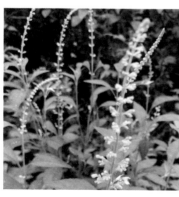
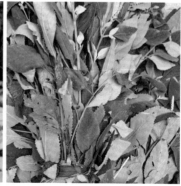

| 别名 | 革命菜 / 米果菜 / 民国菜 / 野木耳菜 |
| | 野青菜 / 灯笼草 |

- **形态** 直立草本,高 20～120 厘米,无毛。叶椭圆形或长圆状椭圆形,长 7～12 厘米,宽 4～5 厘米,边缘有不规则锯齿或重锯齿。头状花序数个在茎端排成伞房状,小花全部管状,花冠红褐色或橙红色。冠毛极多数,白色,绢毛状,易脱落。

- **分布和生境** 分布于云南各地;生于海拔 330～4 000 米的山坡、水边、沟谷林缘、山顶石缝中。

食用 嫩茎叶:食用方法多样,可炒食,或沸水中焯后凉拌,或与豆腐同煮汤。

药用 全草:清热解毒,利尿消肿,行气健脾。用于感冒发热,消化不良,泄泻,水肿,小便淋痛,乳痈。

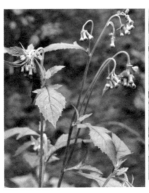 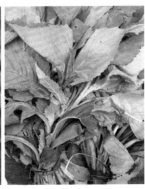

别名　土黄芪／菾葵叶／巴巴叶

把把叶／冬苋菜／棋盘叶

- **形态**　二年生草本,高50～100厘米,茎干被星状长柔毛。叶肾形或圆形,直径5～11厘米,通常为掌状5～7裂。花3至多朵簇生于叶腋,具极短柄至近无柄;花冠长稍微超过萼片,淡白色至淡红色,花瓣5,长6～8毫米。果扁球形,径5～7毫米。

- **分布和生境**　分布于云南昆明、楚雄、大理、丽江、保山、曲靖、玉溪、思茅、临沧等地区;生于海拔1 600～3 000米的山坡、林缘、草地、路旁。

食用　**嫩茎叶**:煮汤或炒食。口感滑润。汉代以前即已栽培供蔬菜食。

药用　**嫩苗、叶**:清热消炎,行水滑肠。用于肺热咳嗽,热毒下痢,黄疸,二便不通,丹毒,金疮。

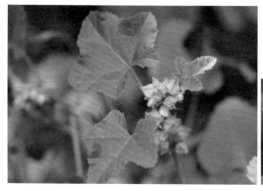
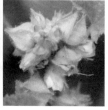

别名	地石榴 ╱ 米汤果 ╱ 红头带 ╱ 铜锤草 ╱ 金铁锁
	龙眼草 ╱ 三分七厘散 ╱ 九分七厘散 ╱ 紫背铜锤
	紫花玉带 ╱ 马蹄草 ╱ 钮子果 ╱ 翳子草 ╱ 地浮萍
	山勒子 ╱ 打锣锤

- **形态** 多年生草本,有白色乳汁。茎平卧,节上生根。叶互生,叶片圆卵形、心形或卵形。花单生叶腋;花冠紫红色、淡紫色,长6～7(～10)毫米,檐部二唇形,裂片5,上唇2裂片条状披针形,下唇裂片披针形。浆果紫红色,椭圆状球形,长1～1.3厘米。

- **分布和生境** 云南各地均有分布;生于海拔500～2300米的湿草地、溪沟边、田边地脚草地。

食用 嫩苗:煮汤或烫火锅。有小毒,不可多食。

药用 全草或果实:祛风利湿,活血散瘀,解毒,固精,顺气,消积。用于风湿疼痛,跌打损伤,乳痈,无名肿毒,金疮出血,咳吐脓痰,遗精,白带,疝气,疳积。

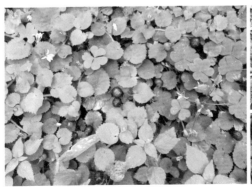
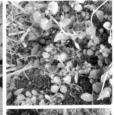
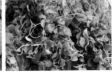

别名	山萝卜 / 大萝卜 / 萝卜参 / 见肿消
	何汉节 / 峨羊菜 / 抱母鸡 / 长不老
	大苦菜 / 大麻菜 / 章陆

- **形态** 多年生草本,高达1.5米。根粗壮,圆锥形,肉质,外皮淡黄色,有横长皮孔。单叶互生,具柄;叶片长12~15厘米,宽5~8厘米。总状花序生于枝端或侧生于茎上,花序直立;花被片5,初白色后渐变为淡红色。果序直立;浆果熟时成深红紫色或黑色。

- **分布和生境** 分布于云南各地;生于海拔(900~)1500~3400米的山谷缓坡或山箐润湿处,石灰岩山坡、田边、路边有时也见,多生长于湿润肥沃地,喜生垃圾堆上。

食用 **嫩茎叶**:煮汤或炒食,或焯水后与新鲜蚕豆同炒,有麻舌感。有毒,尽量少食或不食。

药用 **根**:逐水消肿,通利二便,解毒散结。用于水肿胀满,喉痹,子宫颈糜烂,白带多,脚气。外用于痈肿疮毒。未见茎叶药用报道。

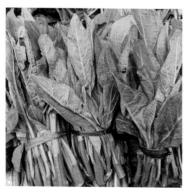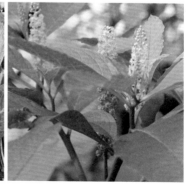

| 别名 | 羊毛金刚 ╱ 凉碗茶 ╱ 良旺头 ╱ 金刚树 |
| | 白鸡骨头树 ╱ 山槟榔 ╱ 良王茶 |

- **形态** 灌木,高 1～5 米。叶为掌状复叶;小叶片 3～5。圆锥花序顶生,长约 15 厘米;伞形花序直径约 2 厘米,有花 10 余朵;花白色;花瓣 5,长约 1.5 毫米;雄蕊 5;子房 2 室。果实球形,直径约 5 毫米。
- **分布和生境** 分布于云南多地;生于海拔 1 700～3 000 米山谷阔叶林或混交林中。

食用 嫩叶:直接凉拌(微苦)或焯水后凉拌,可与肉同炒,或作茶饮。

药用 全株或根:清热解毒,活血舒筋。用于咽喉肿痛,目赤,结膜炎,消化不良,风湿腰腿痛。外用于骨折,跌打损伤。

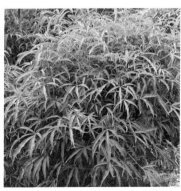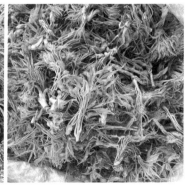

别名 蒙古蒲公英

黄花地丁

- **形态** 多年生草本。根圆柱状,黑褐色,粗壮。叶倒卵状披针形、倒披针形或长圆状披针形,长 4～20 厘米,宽 1～5 厘米。头状花序直径 30～40 毫米;总苞片 2～3 层,先端具角状突起;舌状花黄色。瘦果顶端逐渐收缩为长约 1 毫米的圆锥至圆柱形喙基;冠毛白色,长约 6 毫米。

- **分布和生境** 分布于云南各地;生于山坡草地、路边、田野、河滩,从低至中高海拔地区均有分布。

食用 **全株**:趁鲜凉拌、炒、煮皆可。焯水后凉拌,或晒干泡茶。味苦。

药用 **全草**:清热解毒,消肿散结,利尿催乳。用于急性乳痛,目赤,胃炎,胃溃疡,肝炎,胆囊炎,淋巴结炎,扁桃体炎,支气管炎,感冒发热,便秘,尿路感染,肾盂肾炎,阑尾炎,小便淋痛,瘰疬,疔疮,蛇虫咬伤。

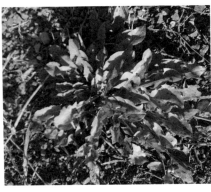
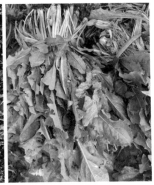

别名	刺老苞 / 刺苞头
	刺嫩芽 / 刺脑包

- **形态**　灌木或乔木,高 2～5 米;树皮灰色,疏生粗壮直刺。叶为二回或三回羽状复叶,长 60～110 厘米;羽片有小叶 5～11。由伞形花序组成的圆锥花序大,长 30～60 厘米;伞形花序直径 1～1.5 厘米,有花多数;花白色。果实球形,黑色,直径约 3 毫米,有 5 棱。

- **分布和生境**　分布于威信、镇雄、彝良、永善、大关、昆明、宜良、大理、漾濞、祥云、凤庆、云县等地;生于海拔 1 500～2 800 米的山箐溪水边、湿润阴坡及林缘。

食用 嫩芽:焯水后与腊肉、火腿等同炒,也可凉拌、腌制。

药用 叶:用于泄泻,痢疾。

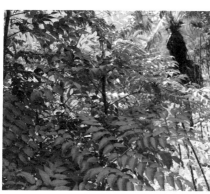
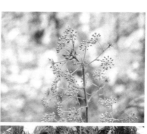
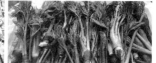

| 别名 | 清明菜 ╱ 黄花 |
| | 清明粑 |

- **形态** 一年生草本。茎高 10～40 厘米,被白色厚棉毛。叶无柄,匙状倒披针形或倒卵状匙形,两面被白色棉毛。头状花序较多或较少数,径 2～3 毫米,近无柄,在枝顶密集成伞房花序,花黄色至淡黄色;总苞钟形,总苞片 2～3 层,金黄色或柠檬黄色。

- **分布和生境** 分布于云南各地;生于海拔(330～)1 500～2 700(～3 600)米的各种生境中,以山坡、荒地、路边、田边最常见。

  食用 **嫩叶**:切碎,与糯米粉做成粑粑,有些地区只用花。某些地区本品同属植物匙叶鼠麴草 *G. pensylvanicum*(右下图)也同用。

  药用 **全草**:止咳平喘,降血压,祛风湿。用于感冒咳嗽,支气管炎,哮喘,高血压,蚕豆病,风湿腰腿痛;外用治跌打损伤,毒蛇咬伤。

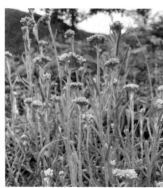
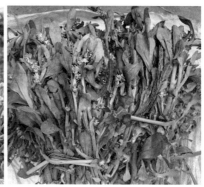

别名	鸡肉菜 / 辣米菜 / 地豇豆
	干油菜 / 堂葛菜 / 鸡骨菜

- **形态**　一、二年生直立草本,高 20～40 厘米。叶互生,基生叶及茎下部叶具长柄,叶形多变化,常大头羽状分裂;茎上部叶片宽披针形或匙形。总状花序顶生或侧生,花小,多数,黄色。长角果线状圆柱形,长 1～2 厘米,宽 1～1.5 毫米。

- **分布和生境**　分布于滇东南、滇中、景东、滇西至西北洱源、丽江;生于海拔 800～2 800 米的路旁、田边、山坡、宅旁。

食用 **茎叶**:清炒或与鸡蛋同炒,或凉拌。

药用 **全草**:清热解毒,镇咳,利尿。用于感冒发热,咽喉肿痛,肺热咳嗽,慢性气管炎,急性风湿性关节炎,肝炎,小便不利;外用治漆疮,蛇咬伤,疔疮痈肿。

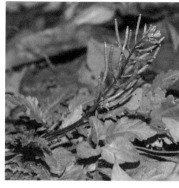
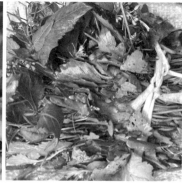

别名	鱼腥草 / 折耳根
	臭草 / 鱼鳞草

- **形态** 腥臭草本,高30～60厘米;茎下部伏地,节上轮生小根,上部直立。叶薄纸质,长4～10厘米,宽2.5～6厘米。花序长约2厘米,宽5～6毫米;总苞片白色,长10～15毫米,宽5～7毫米,无花被。

- **分布和生境** 分布于云南各地;生于海拔150～2 500米的林缘水沟边、湿润的路边、村旁沟边、田埂沟边等潮湿的肥土上。

食用 **根状茎、茎叶、嫩芽:**通常凉拌,野生比栽培品种的鱼腥气更浓郁。由于本品含马兜铃内酰胺,食用安全曾被质疑,经研究表明鱼腥草中的马兜铃内酰胺属非致毒结构。性微寒,寒性体质者不宜多食。

药用 **叶:**清热解毒,消痈排脓,利尿通淋。用于肺痈吐脓,痰热喘咳,热痢,热淋,痈肿疮毒。

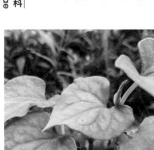
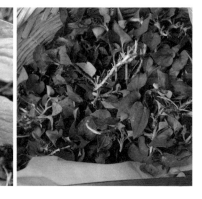

别名	小根蒜 ╱ 团葱 ╱ 野韭
	野蒜 ╱ 野葱 ╱ 野苦韭

- **形态** 鳞茎近球状,粗 0.7～1.5(～2)厘米,基部常具小鳞茎。叶 3～5 枚,半圆柱状,或因背部纵棱发达而为三棱状半圆柱形,中空,比花葶短。花葶圆柱状,高 30～70 厘米;伞形花序半球状至球状,具多而密集的花,或间具珠芽或有时全为珠芽;花淡紫色或淡红色。

- **分布和生境** 云南多地分布;生于海拔 1 500～3 200 米的山坡灌丛、草地、水沟边。

- 食用 **鳞茎或全株:**食用方法多种多样,可炒、做泡菜、做包子馅等。

- 药用 **鳞茎:**温中通阳,理气宽胸,散结导滞。用于胸痛,胸闷,心绞痛,胁肋刺痛,咳嗽,痰饮咳喘,慢性支气管炎,慢性胃炎,痢疾,泻痢。

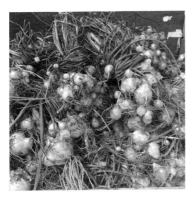
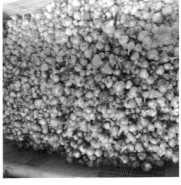

别名	野薄荷 ／ 水薄荷
	水益母 ／ 接骨草

- **形态** 多年生草本。茎直立,高30~60厘米,具匍匐根状茎,锐四棱形。叶片长圆状披针形,长3~5(~7)厘米,宽0.8~3厘米。轮伞花序腋生,轮廓球形,花时径约18毫米。花冠淡紫色,长4毫米。小坚果卵珠形,黄褐色。

- **分布和生境** 分布于云南大部分地区;分布较广,海拔可达3500米,喜生于水旁潮湿地。

食用 **茎叶**:主要为凉拌,或做佐料。本种为野生薄荷,与作为蔬菜的家种薄荷(皱叶留兰香 *Mentha crispata*)为不同种,本种味道更浓郁。

药用 **茎叶**:宣散风热,明目,透疹。用于风热感冒,头痛,目赤,喉痹,口疮,风疹,麻疹,胸胁胀满。

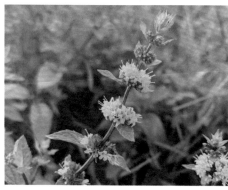

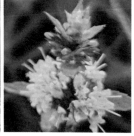

别名	鹅肠草 ╱ 鸡儿肠
	鸡肠草 ╱ 鹅肠菜

- **形态** 一年生或二年生匍匐草本,高 10～30 cm。枝肉质多汁而脆。单叶对生;叶片长 1.5～2.5 cm,宽 1～1.5 cm。花单生枝腋或成顶生的聚伞花序,花梗细长,一侧有毛;花瓣 5,白色,短于萼,2 深裂直达基部;雄蕊 10,花药紫红色后变为蓝色;花柱 3。蒴果卵形,先端 6 裂。

- **分布和生境** 云南各地均有分布;生于海拔 540～3 700 米的田间、路旁、山坡、林下。

食用 嫩苗:烫火锅、煮汤或素炒,嫩滑、清香。

药用 全草或茎叶:清热解毒,化痰止痛,活血祛瘀,下乳催生。用于肠炎,痢疾,泄泻,肠痈,肝炎,阑尾炎,产后瘀滞腹痛,子宫收缩痛,牙痛,乳汁不多,乳痛,乳腺炎,暑热呕吐,头发早白,淋证,恶疮肿毒,跌打损伤。

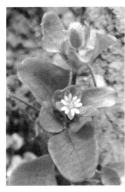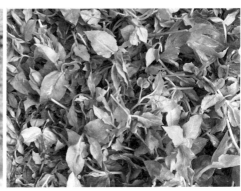

Chenopodium album

Chenopodiaceae

藜科

别名　灰条 ╱ 灰灰菜 ╱ 水落藜
小藜 ╱ 灰苋菜

- **形态**　一年生草本,高 30～150 厘米。茎直立,粗壮,多分枝。叶片菱状卵形至宽披针形,长 3～6 厘米,宽 2.5～5 厘米,下面多少有粉。花簇于枝上部排列成或大或小的穗状圆锥状或圆锥状花序。

- **分布和生境**　几乎分布于云南各地;生于路旁、荒地及田间,为常见杂草。

食用 嫩苗:用开水焯后炒或煮汤。《救荒本草》记载:采苗叶炒熟,水浸淘净去灰气,油盐调食。有报道食用大量本品后,经日光暴晒会引起光敏性皮肤病,因而不建议多食。

药用 全草:清热利湿,枝叶透疹。用于风热感冒,痢疾,腹泻,龋齿痛;外用治皮肤瘙痒,麻疹不透。本种与同属小藜 *Chenopodium serotinum* 食用和药用、分布等均相似。

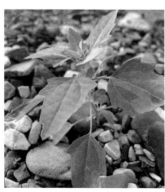
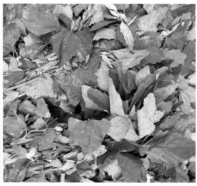

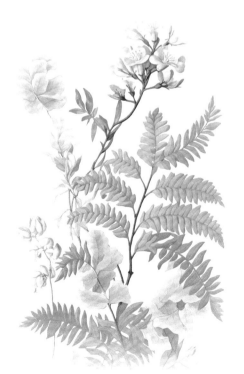

第二章

花类

食材食药植物

别名　大白花

大白花杜鹃

- **形态**　常绿灌木或小乔木。叶厚革质,长圆形、长圆状卵形至长圆状倒卵形,长5～14.5厘米,宽3～5.7厘米。顶生总状伞房花序,有花8～10朵,有香味;花冠长3～5厘米,直径5～7厘米,淡红色或白色。蒴果长圆柱形,长2.5～4厘米。

- **分布和生境**　分布于滇中、滇西至西北及滇东南;生于海拔1000～3900米的松林、杂木林或灌丛中。

食用　花:盛开的花只保留花冠,焯水后,与辣椒、腊肉等同炒。花有微毒,务必去除雄蕊、雌蕊,并经焯水炒熟后才能食用。

药用　根、叶、花:清热利湿,止咳止痒,固精杀虫。用于肾虚,风湿,跌打损伤,白浊,白带。

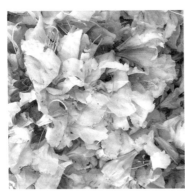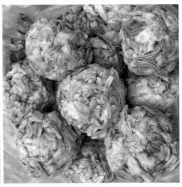

别名 棠梨花

- **形态** 落叶乔木,高达 12 米,常具枝刺;小枝圆柱形,幼嫩时有绵状毛,以后脱落。叶片长 4～7 厘米,宽 2～5 厘米。伞形总状花序,具花 7～13 朵,直径 4～5 厘米,花梗长 2～3 厘米;花直径 2～2.5 厘米,白色。梨果近球形,直径 1～1.5 厘米,褐色,有斑点。

- **分布和生境** 除滇东北外,云南各地均有分布;生于海拔 2600 米以下的山谷斜坡丛林中。

食用 花:未开放的花焯水后,与豆豉、腊肉、韭菜、茴香苗等同炒,也可与糯米粉做饼。《救荒本草》载:采花炒熟食,或晒干磨面,做烧饼食亦可。《救荒本草》记载种(棠梨,又名杜梨 *Pyrus betulifolia*)云南分布较窄,与云南常食用种川梨不同。

药用 果实:消食积,化瘀滞。用于肉食积滞,消化不良,泄泻,痛经,产后瘀血作痛。

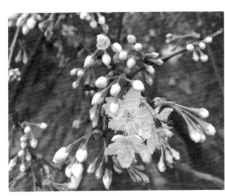

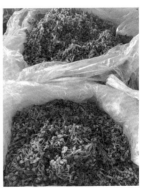

别名	滇石梓
	酸树

- **形态** 落叶乔木,高达15米。叶片厚纸质,广卵形,长8~19厘米,宽4.5~15厘米。聚伞花序组成顶生的圆锥花序;花冠长3~4厘米,黄色,外面密被黄褐色绒毛,内面无毛,二唇形。核果椭圆形或倒卵状椭圆形,长1.5~2厘米,成熟时黄色,干后黑色。

- **分布和生境** 分布于滇南思茅、西双版纳;生于海拔460~1300米的干燥疏林、路边、村舍中。

食用 花:3~5月捡拾落花,晒干后磨成粉,掺入糯米粉中做成糍粑,既增添糍粑的香味,还有防腐的作用。

药用 根:清热解毒,活血疗伤。用于外伤,皮肤病,伤口长期溃疡不愈,蝎螫伤。

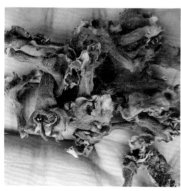
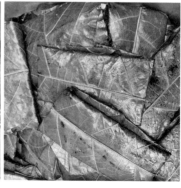

别名　攀枝花

- **形态**　落叶大乔木,树皮灰白色,幼树的树干通常有圆锥状的粗刺。掌状复叶,小叶 5～7 片,长圆形至长圆状披针形,长 10～16 厘米,宽 3.5～5.5 厘米。花单生枝顶叶腋,红色或橙红色,直径约 10 厘米。蒴果长圆形,长 10～15 厘米,粗 4.5～5 厘米,密被灰白色长柔毛和星状柔毛。

- **分布和生境**　分布于云南大部分地区;生长于海拔 1 400(～1 700)米以下的干热河谷及稀树草原或沟谷季雨林内。

食用 花:未完全盛开的花,去除花被,保留雄蕊,焯水后,再浸泡数日,与蒜苗、腊肉炒食。盛开的花瓣,可做花茶。

药用 花:清热除湿。用于菌痢,肠炎,胃痛。

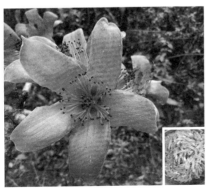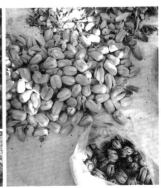

别名　灯笼花

- **形态**　半灌木,高1~2.5米。叶对生,椭圆形或宽椭圆形,长10~28厘米,宽4~8厘米背面毛常较密。圆锥状聚伞花序顶生,长可达20厘米,密生锈色短糙毛;苞片卵状披针形至披针形,长2~4厘米。花萼钟状,长约1.5厘米,果期增大,直径达4厘米;花冠白色或带粉红色。

- **分布和生境**　分布于西双版纳、澜沧、景东、双柏、泸水、屏边等地;生于海拔1100~2200米的草地、灌丛中或林中。

食用　花:未开放的花,焯水后,炒食或凉拌、拌肉食用,有淡淡的清香味。

药用　未见记载。

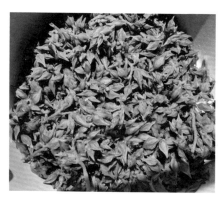
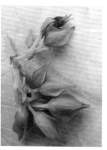

别名　　炮仗花

- **形态**　常绿乔木。大型奇数 2 回羽状复叶,长达 60 厘米;小叶卵形至卵状披针形,长 8～12 厘米,宽 2.5～4 厘米。花序有花 5～13 朵,组成短总状花序,着生于老茎或侧枝上。花冠橙黄色至金黄色,筒状,长 6～7 厘米,直径 1.5～1.8 厘米。蒴果长线形,下垂,长达 45 厘米。
- **分布和生境**　分布于思茅、西双版纳、景东、屏边、富宁、元江、双柏;生于海拔(200～)700～1520 米干热河谷,以及比较润湿的河谷低地。

食用 花:盛开的花焯水后炒食。

药用 **根皮或茎叶**:用于产后体虚,恶露淋沥不尽,牙齿痛,疲乏无力。**树皮**:止泻止痢。用于痢疾,腹泻。

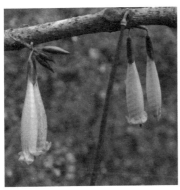
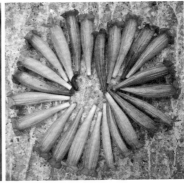

白刺花

Sophora viciifolia

豆科 Leguminosae

别名　苦刺花 ╱ 狼牙刺 ╱ 苦刺
　　　白刻针 ╱ 马蹄针 ╱ 铁马胡烧

- **形态**　灌木或小乔木。枝多开展,不育枝末端明显变成刺。羽状复叶;小叶 5～9 对。总状花序着生于小枝顶端;花小,长约 15 毫米,较少;花冠白色或淡黄色。荚果非典型串珠状,稍压扁,长 6～8 厘米,宽 6～7 毫米。

- **分布和生境**　除西双版纳外,云南其他地区皆有分布。对生境要求不高。

食用　花:未开放的花焯水后,再经清水浸泡,并多次换水除去苦味后,与韭菜、鸡蛋等同炒,味清香,微苦;也可用开水冲泡做茶,清凉解暑。焯水后晒干,保存得当,可以食用一年。

药用　花:清热解毒,凉血消肿。用于痈肿疮毒,湿热痢疾,皮肤瘙痒,咽喉肿痛。

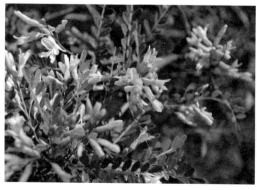
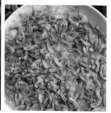

| 别名 | 地金莲 ∕ 地涌莲 |
| | 地母金莲 ∕ 地莲花 |

- **形态** 植株丛生,具水平向根状茎;假茎矮小,高不及60厘米,基径约15厘米,基部有宿存的叶鞘。叶片长达0.5米,宽约20厘米。花序直立,直接生于假茎上,密集如球穗状,长20~25厘米,苞片黄色或淡黄色,有花2列,每列4~5花。

- **分布和生境** 分布于云南中部至西部;多生于海拔1 500~2 500米山间坡地,或栽于庭园内。

食用 嫩花序:主体为苞片,沸水中焯后,炖肉汤或与腊肉同炒。本品是佛教中的圣花,因而在西双版纳一般不作食用。

药用 花:收敛止血。用于红崩,白带,便血。

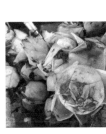
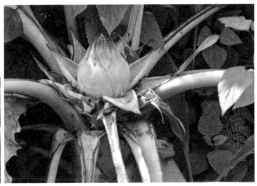

苦绳

Dregea sinensis

Asclepiadaceae

萝藦科

别名　奶浆花 ／ 隔山撬 ／ 白丝藤

白浆草 ／ 刀愈药

- **形态**　攀援木质藤本,幼枝具褐色绒毛。叶纸质,卵状心形或近圆形,长 5～11 厘米,宽 4～6 厘米,叶背被绒毛。伞形状聚伞花序腋生,着花多达 20 朵;花冠内面紫红色,外面白色,辐状,直径 1～1.6 厘米裂。蓇葖果狭披针形,长 5～6 厘米,直径约 1 厘米,外果皮具波纹。

- **分布和生境**　分布于昆明、华宁、澄江等地;生于海拔500～3 000 米山地疏林中或灌木丛中。

> **食用**　花序:未开放的花与豆豉或腊肉同炒,或素炒。

> **药用**　全株:解毒,通乳,利尿,止咳化痰,祛风除湿,消炎止痛。用于乳汁不通,小便不利,虚咳,哮喘,慢性气管炎,胃痛,四肢风湿性疼痛,瘀血作痛,跌打损伤,外伤骨折作痛,痈疮疔肿。

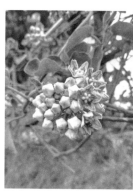
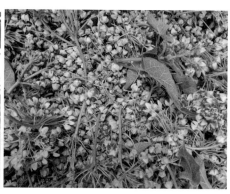

| 别名 | 洋槐 |
| | 槐花 |

Robinia pseudoacacia

Leguminosae

豆科

- **形态**　落叶乔木。具托叶刺。羽状复叶长 10～25（40）厘米，小叶椭圆形、长椭圆形或卵形，长 2～5 厘米，宽 1.5～2.2 厘米。总状花序，下垂，芳香。花冠白色，蝶形。荚果长 5～12 厘米。
- **分布和生境**　云南大部分地区种植。原产美国东部，17 世纪传入欧洲及非洲。我国于 18 世纪末从欧洲引入青岛栽培，现全国各地广泛种植或半野生生长。

食用　花：未开放的花直接生食，或与鸡蛋同炒，或做饺子馅料。味道香甜。

药用　花：止血。用于大肠下血，咳血，吐血，妇女血崩。

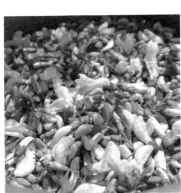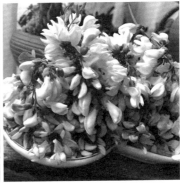

南山藤

Dregea volubilis

萝藦科 Asclepiadaceae

别名	苦藤菜 / 苦凉菜
	苦菜藤

- **形态** 攀援木质大藤本;枝条灰褐色,具小瘤状凸起。叶宽卵形或近圆形,长7~15厘米,宽5~12厘米。花多朵,组成伞形状聚伞花序,腋生,倒垂;花冠黄绿色,夜吐清香。蓇葖果披针状圆柱形,长12厘米,直径约3厘米,外果皮被白粉,具多皱棱条或纵肋。

- **分布和生境** 分布于滇南,滇西南等地。生于海拔1500米以下山地林中,常攀援于大树上。

食用 花序、嫩叶:花序常与番茄同炒,略苦涩。嫩叶经沸水焯以去除部分苦涩感后常与番茄同炒,口感微苦。四季菜,冬季相对较少。

药用 全株和根茎:清热解毒。用于疟疾,头晕头痛,胸腹痞满。

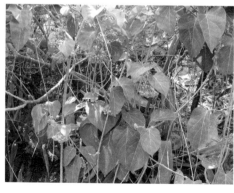
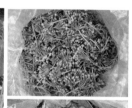
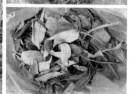

别名	白花羊蹄甲 ╱ 大白花
	玉荷花

- **形态** 落叶乔木。叶近革质,广卵形至近圆形,宽度常超过于长度,长5～9厘米,宽7～11厘米,先端2裂达叶长的1/3,裂片阔。总状花序侧生或顶生,极短缩,多少呈伞房花序式,少花;花大,花瓣倒卵形或倒披针形,长4～5厘米,具瓣柄,紫红色或淡红色。

- **分布和生境** 分布于云南南部、东南及西南部;生于海拔150～1500米的疏林或林缘。

食用 花、花芽:去掉雄蕊后,炒食或煮汤。变种白花洋紫荆 *Bauhinia variegata* var. (Roxb.) *Voigt* 亦可同用,民间与大白花杜鹃皆称为"大白花"。

药用 花:消炎解毒。用于肝炎,肺炎,咳嗽痰喘,风热咳嗽。

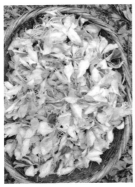
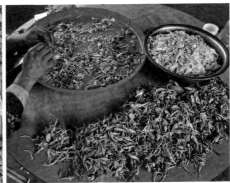

荷包山桂花

Polygala arillata

远志科 Polygalaceae

别名 白糯消 ╱ 鸡肚子根 ╱ 桂花岩陀 ╱ 小荷包 ╱ 洋雀花 金不换 ╱ 小鸡花 ╱ 小鸡脚花 ╱ 老母鸡嘴 ╱ 吊吊果 辣树 ╱ 金雀花

- **形态** 灌木或小乔木。单叶互生,叶片椭圆形、长圆状椭圆形至长圆状披针形,长6.5～14厘米,宽2～2.5厘米。总状花序与叶对生,下垂,长7～10厘米;花瓣3,黄色,龙骨瓣盔状,具丰富条裂的鸡冠状附属物。蒴果阔肾形至略心形,浆果状,成熟时紫红色。

- **分布和生境** 云南各地广泛分布;生于海拔(700～)1000～2800(～3000)米的石山林下。

食用 花:与鸡蛋同炒。本品在大理、保山、昆明等地称作金雀花。

药用 根、根皮:清热解毒,润肺安神,补气活血,祛风除湿,补虚消肿,调经,消食健胃。用于风湿性疼痛,跌打损伤,肺痨,水肿,小儿惊风,肝炎等。

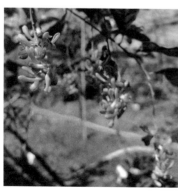
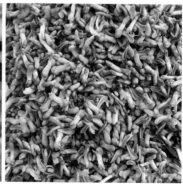

别名	猪腰子
	大荚藤

- **形态** 大型攀援灌木。嫩茎圆柱形,密被银灰色平伏绢毛或红色直立髯毛,折断时有红色液汁。羽状复叶长 25～35 厘米;小叶(6～)8～9 对,近对生。总状花序,长 8～15 厘米,密被银灰色绒毛;花长约 2.5 厘米,堇青色至淡红色。荚果大型,纺锤状长圆形,长约 17 厘米,宽约 9 厘米,密被银灰色绒毛。

- **分布和生境** 分布于镇康、双江、西双版纳、思茅、景东、墨江、屏边、文山等地;生于海拔 1 000～1 500(～2 400)米的疏林或杂木林中。

食用 花:未开放的花与豆米同煮。

药用 果实:滋养补肾。用于肾炎。茎:补血。用于贫血,月经不调,风湿性关节痛,跌打损伤。种子:藏医代杜果药用。

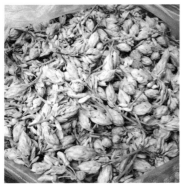
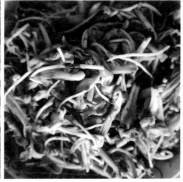

密蒙花

Buddleja officinalis

马钱科 Loganiaceae

别名　蒙花 / 米汤花 / 糯米花 / 染饭花
羊耳花 / 羊叶子 / 酒药花

- **形态**　灌木,高约3米,最高可达6米以上。枝及叶柄、叶背、花序均密被白色星状毛及茸毛。单叶对生;叶片长5～12厘米,宽1～4厘米。大圆锥花序由聚伞花序组成,顶生及腋生,总苞及萼筒、花冠密被灰白色绒毛;花冠筒状,先端4裂,筒部紫堇色,口部橘黄色。蒴果长卵形。

- **分布和生境**　分布于云南各地;生于海拔700～2800米的山坡、河边杂木林中。

食用　花:含有稳定的黄色素蒙花苷、藏红花苷,用新鲜或干燥花煮的水与糯米同煮,可使糯米染成黄色,自然鲜亮、晶莹剔透,带有密蒙花的清香。

药用　花序及花蕾:清热养肝,明目退翳。用于目赤肿痛,多泪羞明,眼生翳膜,肝虚目暗,视物昏花。

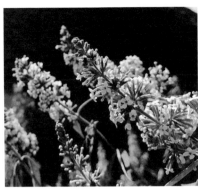
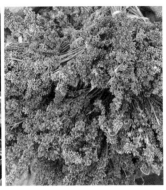

<table>
<tr><td>别名</td><td>急心花 ／ 臭牡丹 ／ 红花臭牡丹 ／ 红花野牡丹 ／ 红牡丹
荷苞花 ／ 龙穿花 ／ 香盏花 ／ 香带花 ／ 红龙船花 ／ 龙船叶
红蜻蜓叶 ／ 大将军 ／ 朱桐 ／ 贞桐花 ／ 红顶风</td></tr>
</table>

- **形态** 灌木,高 1～4 米;小枝四棱形。叶片圆心形,长 8～35 厘米,宽 6～27 厘米,背面密具锈黄色盾形腺体。二歧聚伞花序组成顶生的圆锥花序,长 15～34 厘米,宽 13～35 厘米;花萼红色,长 1～1.5 厘米;花冠红色,花冠管长 1.7～2.2 厘米。果实绿色或蓝黑色。

- **分布和生境** 分布于盈江、潞西、镇康、双江、西双版纳、蒙自、金平、河口、文山等地;生于海拔 100～1200(～1600)米的疏、密林中,也见于村边路旁,通常生长在较为阴湿的地方。

食用 花:可煮汤,或焯水后素炒、凉拌。

药用 根、叶、全草、花:清热解毒,祛风利湿,散瘀消肿,调经排脓,补血。用于风湿骨痛,腰肌劳损,跌打损伤,感冒,肺热咳嗽,痢疾,失眠,月经不调,子宫脱垂,白带,痔疮出血,痈疽疔疮,无名肿毒,疝气,黄疸。

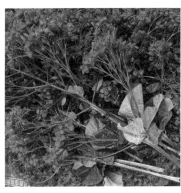
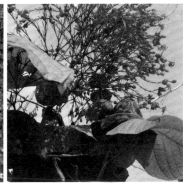

锦鸡儿

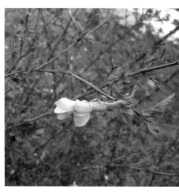
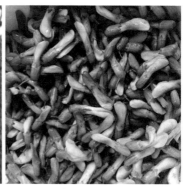

Caragana sinica

豆科 Leguminosae

别名	金雀花
	金鹊花

- **形态** 灌木,高 1～2 米。树皮深褐色,托叶三角形,硬化成针刺,叶轴脱落或硬化成针刺,小叶 2 对,羽状,厚革质或硬纸质,倒卵形或长圆状倒卵形,长 1～3.5 厘米,宽 5～15 毫米。花单生,蝶形花冠,花冠黄色,常带红色,长 2.8～3 厘米。荚果圆筒状。

- **分布和生境** 分布于滇中、滇西;生于海拔 400～2 000 米的山坡上。目前已有少量栽培。

食用 花:未开放的花香、甜、脆,可用于炒鸡蛋或做鸡蛋饼。《滇南本草》记载:煨笋鸡、猪肉食。

药用 花:活血祛风,止咳化痰。用于头昏耳鸣,肺虚久咳,风湿痹痛,妇女气虚白带,小儿疳积,乳痈,跌打损伤。

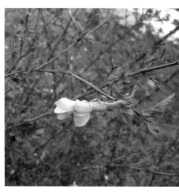
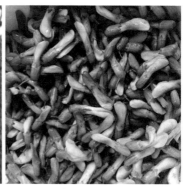

第三章

果实类

食材食药植物

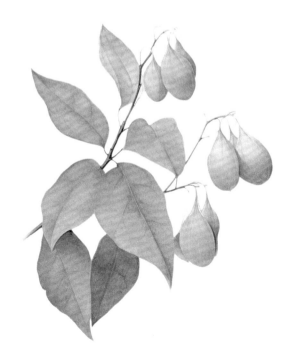

Holboellia latifolia

Lardizabalaceae 木通科

别名 八月瓜 ╱ 刺藤果 ╱ 三叶莲
兰木香 ╱ 牛懒袋果

- **形态** 常绿木质藤本。掌状复叶有小叶 3～9 片；小叶近革质，卵形、卵状长圆形、狭披针形或线状披针形，长 5.5～14 厘米，宽 3.5～5 厘米。花数朵组成伞房花序式的总状花序；雄花绿白色；雌花紫色。果为不规则的长圆形或椭圆形，熟时红紫色，长 5～7 厘米，直径 2～2.5 厘米。

- **分布和生境** 分布于云南大部分地区；生于海拔 600～2 600(～3 350)米的密林林缘。

食用 果实：7～9 月成熟，剥开果皮即可食用，黏，微甜。

药用 茎藤、果实：利湿，通乳，解毒，止痛。用于小便淋痛，脚气浮肿，乳汁不通，胃痛，风湿性疼痛，跌打损伤。

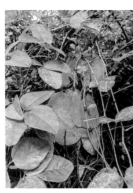
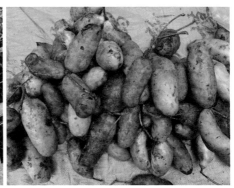

别名	大红黄袍
	乌泡

Rubus multibracteatus

蔷薇科 Rosaceae

- **形态** 灌木。单叶,近圆形,直径7～16厘米,下面密被黄灰色或黄色绒毛,掌状5出脉。狭圆锥花序或总状花序;总花梗、花梗和花萼密被黄色或黄白色绢状长柔毛;苞片宽大,形状似托叶,掌状条裂;花白色,直径1.5～2.5厘米。果实球形,直径可达2厘米,红色。

- **分布和生境** 分布于巍山、凤庆、景东、华宁、砚山、西畴、文山、马关、个旧、蒙自、屏边、河口、普洱、墨江等地;生于海拔350～2700米的山坡及沟谷林内或林缘,也见于灌丛中。

食用 **果实**:直接鲜食,果大,甜。

药用 **根、全株**:清热利湿,凉血止血,接骨。用于感冒发热,肠炎,痢疾,泄泻,风湿痹痛,咳血,衄血,妇女倒经,骨折。

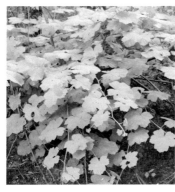
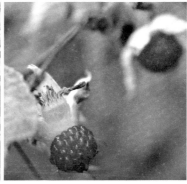

Litsea cubeba

别名　山苍树 ╱ 毕澄茄

澄茄子 ╱ 臭油果树

- **形态**　落叶灌木或小乔木;幼树树皮黄绿色,光滑,枝、叶具芳香味。叶互生,纸质,长 4～11 厘米,宽 1.1～2.4 厘米。伞形花序单生或簇生;每一花序有花 4～6 朵,黄绿色,先叶开放或与叶同时开放。果近球形,直径约 5 毫米,成熟时黑色。

- **分布和生境**　分布于昆明、会泽等地;生于海拔 500～3 200 米的向阳山地、灌丛、疏林或林中路旁、水边。

（食用）果实:腌制后晒干,温水服用或做炒菜佐料。

（药用）果实:用于食积气滞,胃痛,痢疾,反胃呕吐,肠鸣泄泻,感冒头痛,血吸虫病。

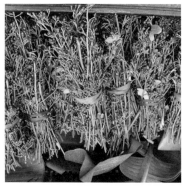
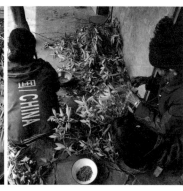

别名	棠梨 ╱ 样藜 ╱ 唐梨
	唐梨刺 ╱ 唐梨花

- **形态** 落叶乔木,高达12米,常具枝刺;小枝圆柱形,幼嫩时有绵状毛,以后脱落。叶片长4～7厘米,宽2～5厘米。伞形总状花序,具花7～13朵,直径4～5厘米,花梗长2～3厘米;花直径2～2.5厘米,白色。梨果近球形,直径1～1.5厘米,褐色,有斑点。

- **分布和生境** 除滇东北外,全省各地均有分布;生于海拔2600米以下的山谷斜坡丛林中。

> **食用** 果实:未熟时酸涩,熟透经霜打后变软、变黑,生食,软糯可口。

> **药用** 果实:消食积,化瘀滞。用于肉食积滞,消化不良,泄泻,痛经,产后瘀血作痛。

Pyrus pashia

蔷薇科 Rosaceae

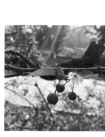
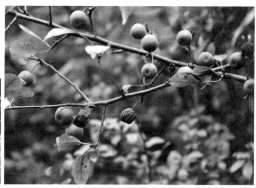

云南山楂

Crataegus scabrifolia

蔷薇科 Rosaceae

别名　山楂

- **形态**　落叶乔木。叶片卵状披针形至卵状椭圆形,长4～8厘米,宽2.5～4.5厘米。伞房花序或复伞房花序,直径4～5厘米;总花梗和花梗均无毛,花梗长5～10毫米,花直径约1.5厘米,白色。果实扁球形,直径1.5～2厘米,黄色或带红晕,有稀疏褐色斑点。

- **分布和生境**　分布于云南多地;生于海拔800～2400米的山坡杂木林中或次生灌丛中或林缘。

食用　果实:有土黄果、大白果、小白果等品种,8～10月成熟,果味酸甜,常用于泡酒、晒干泡水。

药用　果实:消食积,助消化,散瘀血,强心,镇痛,驱绦虫。用于消化不良,肉积,瘀血。

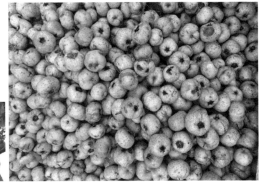

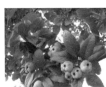

74　　　　　　　　　　　　　　　云南野生食药两用植物

别名	羊排果 ╱ 赫马结
	大赛格多

* **形态**　粗壮高大藤本,含白色乳汁。叶长圆形或狭长圆形,先端具骤尖头,长 11～17.5 厘米,宽 2.5～6 厘米。聚伞花序腋生,伞房状,长 8～16 厘米;花白色,花冠裂片不对称,在花蕾中内褶。蓇葖果粗壮,近木质,长圆状宽披针形,长达 10 厘米,直径 2 厘米。

* **分布和生境**　分布于西双版纳等地;生于海拔 780～1 750 米的山地常绿阔叶林中,土壤肥沃湿润地方。

食用 果实:新鲜果实直接蘸辣椒、盐生食或腌制后食用,也可见用盐水、甘草泡后食用。味道很酸。

药用 未见报道。

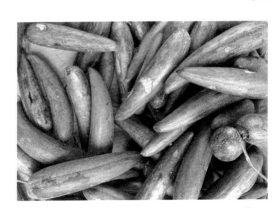

云南杨梅

Myrica nata

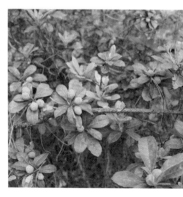

別名　杨梅／野杨梅
　　　矮杨梅

- **形态**　常绿灌木,高 0.5～2 米。叶革质或薄革质,叶片长椭圆状倒卵形至短楔状倒卵形,长 2.5～8 厘米,宽 1～3 厘米。雌雄异株。雄花序单生于叶腋,长 1～1.5 厘米。雌花序基部具极短而不显著的分枝,单生于叶腋。核果红色,球状,直径约 1～1.5 厘米。

- **分布和生境**　分布于滇中、滇西及滇东北;生于海拔 1500～3500 米的山坡林缘或灌丛中。

食用 果实:6～7 月成熟,可用于泡酒、做成杨梅干、煮杨梅汤、盐渍、拌辣椒面食用等。味酸。

药用 根皮、茎皮或果实:用于痢疾,腹泻,消化不良,崩漏,直肠出血,脱肛,风湿性疼痛,跌打劳伤。

杨梅科

Myricaceae

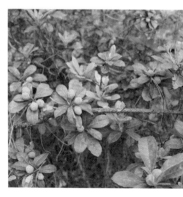
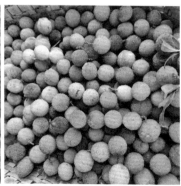

云南沙棘

Hippophae rhamnoides subsp. *yunnanensis*

Elaeagnaceae

胡颓子科

- **形态**　落叶灌木或乔木,棘刺较多,顶生或侧生;嫩枝褐绿色,密被银白色而带褐色鳞片,老枝灰黑色,粗糙。单叶互生,纸质,狭披针形或矩圆状披针形,长30～80毫米,宽4～10(～13)毫米,下面银白色或淡白色,被鳞片;叶柄极短。果实圆球形,直径5～7毫米,橙黄色或橘红色。

- **分布和生境**　分布于维西、香格里拉、德钦、贡山等地;生于海拔3100～3500米的灌丛中。

食用　果实:榨汁或做果酱。味酸。

药用　果实:利痰,消食,活血。用于肺病,咽喉痛,肺和肠肿瘤,消化不良。沙棘还具有保护心脑血管系统,治疗胃肠道疾病,抗紫外线,抗氧化,抗辐射,提高免疫力等作用。

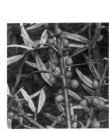
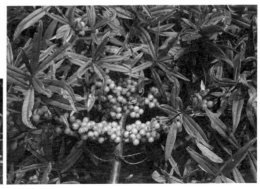

Baccaurea ramiflora

Euphorbiaceae

大戟科

别名	大连果 ╱ 袋果 ╱ 树葡萄 ╱ 木符埃
	三桠果 ╱ 黄果树 ╱ 木来果

- **形态** 常绿乔木。叶片纸质,倒卵状长圆形、倒披针形或长圆形,长9～15厘米,宽3～8厘米。花小,雌雄异株,无花瓣;总状圆锥花序腋生或茎生,雄花序长达15厘米,雌花序长达30厘米。浆果状蒴果卵状或近圆球状,长2～2.5厘米,直径1.5～2厘米,黄色后变紫红色。

- **分布和生境** 分布于河口、金平、绿春、屏边、景洪、瑞丽、盈江、耿马;生于海拔100～1 360米的山地林中。

食用 果实:6～10月成熟后剥皮生食,味道酸甜。可做果酒。

药用 果实:生津止渴,消积。用于津液亏损,口渴,食积,足癣,稻田性皮炎。

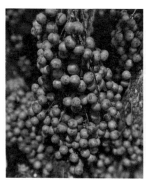
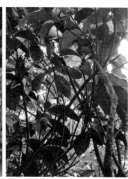
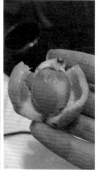

别名　猕猴桃

- **形态**　大型落叶藤本。叶纸质,倒阔卵形、阔卵形至近圆形,长 6～17 厘米,宽 7～15 厘米,背面密被灰白色或淡褐色星状绒毛。聚伞花序 1～3 花;花初放时白色,放后变淡黄色,有香气,直径 1.8～3.5 厘米。果黄褐色,倒卵形或椭圆形,长 4～6 厘米,密被茸毛、长硬毛或刺毛状长硬毛。
- **分布和生境**　分布于沾益、昭阳、巧家等地;生于海拔 800～1 400 米的山林地带。

食用　果实:成熟后直接鲜食,味道如水果猕猴桃,是猕猴桃的野生种。

药用　果实:解热通淋,止渴。用于消化不良,食欲不振,呕吐,烧烫伤。

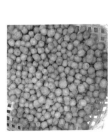
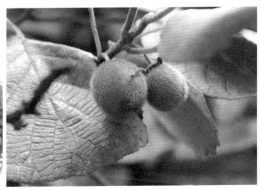

- **形态**　灌木；小枝圆柱形，光亮紫褐色，疏生长圆形浅色皮孔。叶片宽卵形，长4～7厘米，宽3.5～5厘米，先端圆钝，基部圆形至宽楔形，边缘有细锐重锯齿。伞房花序直径3～4厘米，具多花，密集；花直径约1厘米，白色。果实椭圆形，长约8毫米，直径约6毫米，红色。

- **分布和生境**　分布于维西、香格里拉、宁蒗等地；生于海拔2500～3500米的林内或山坡灌丛中。

> 食用　果实：比山楂小，直径不到1厘米。9月果实成熟后直接生食，甜而面。
>
> 药用　果实：健胃开膈，破气消积，散瘀化痰。

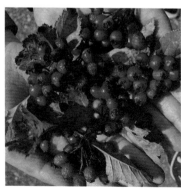 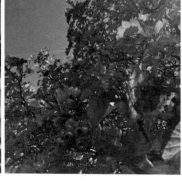

| 别名 | 野茄子 ╱ 刺茄 ╱ 青茄 ╱ 大苦子 |
| | 黄天茄 ╱ 苦子果 ╱ 小苦子 |

- **形态** 灌木,被尘土色星状毛。小枝疏具基部宽扁的皮刺。叶单生或双生,卵形至椭圆形,长 6～12(～19)厘米,宽 4～9(～13)厘米,裂片通常 5～7。伞房花序腋外生,2～3 歧,被腺毛及星状毛;花白色;花冠辐形,直径约 1.5 厘米。浆果黄色,光滑无毛,圆球形,直径约 1～1.5 厘米。

- **分布和生境** 分布于滇东南部、滇南及滇西南;生于海拔 200～1 650 米的公路旁、荒地、灌木丛中,以及沟谷及村庄附近等潮湿地方。

食用 果实:全年边结边采,可煮熟后素炒、油炸或作为炒牛肉的佐料,或把水茄舂制成泥,再以盐和辣椒等调味,拌饭吃。味道较苦,性凉,不建议多食。

药用 果实:明目。马来西亚医生用于治疗高血压。

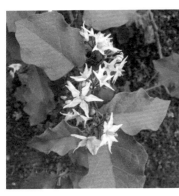 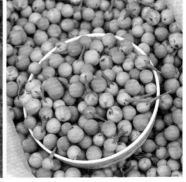

别名 野麻 ╱ 水麻柳
水苏麻

Debregeasia orientalis

- **形态** 灌木。叶纸质或薄纸质,长圆状狭披针形或条状披针形,长5～18(～25)厘米,宽1～2.5(～3.5)厘米。花序雌雄异株,生上年生枝和老枝的叶腋,2回二歧分枝或二叉分枝,每分枝的顶端各生一球状团伞花簇。瘦果小浆果状,长约1毫米,鲜时橙黄色。

- **分布和生境** 除滇西及西南外,云南各地均有分布;生于海拔600～3 600米的溪谷荫湿处。

荨麻科 Urticaceae

食用 果实:5～7月成熟后直接鲜食,味淡。

药用 根:用于骨折,感冒,风湿性关节痛。茎尖:用于风痛发热。

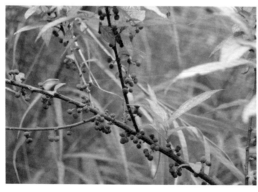
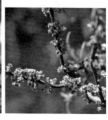

别名	羊奶子 ╱ 卢都子 ╱ 羊奶果
	牛奶子 ╱ 牛奶果

- **形态** 落叶直立灌木,具长1～4厘米的刺。叶片卵状椭圆形或倒卵状披针形,长3～8厘米,宽1～3.2厘米,下面密被银白色和散生少数褐色鳞片。花较叶先开放,黄白色,芳香,密被银白色盾形鳞片。果实几近球形或卵圆形,长5～7毫米,被银白色或有时全被褐色鳞片,成熟时红色。

- **分布和生境** 分布于大关、会泽、昭通、嵩明、昆明、武定、大姚、漾濞、大理、永平、剑川、云龙、维西、德钦等地;生于海拔1500～2800米的河边、荒坡灌丛中。

食用 果实:7～8月成熟后可直接鲜食,或酿酒,或做果脯。味道酸甜。同属多种植物的用法相同。

药用 果实:消食止痢。用于泄泻,痢疾,食欲不振。

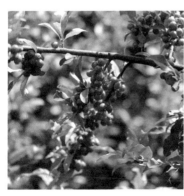
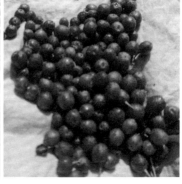

毛车藤

Amalocalyx yunnanensis

夹竹桃科 Apocynaceae

別名　酸扁果

酸果藤

- **形态**　木质藤本;全株密被锈色的长柔毛,老时无毛。叶纸质,宽倒卵形或椭圆状长圆形,长5～15厘米,宽2～10.5厘米。聚伞花序腋生,二叉,近伞房状,着花15～20朵;总花梗长7～12厘米;花冠红色,近钟状。蓇葖果2枚并生,椭圆形,长8～10厘米,直径12～15毫米。

- **分布和生境**　分布于西双版纳、普洱等地;生于海拔800～1000米的山地疏林中。

食用　**嫩果**:切条或春碎后蘸盐和辣椒生食,也可煮熟食。

药用　**果实**:生津解渴,开胃化食。

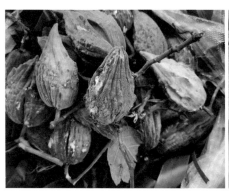 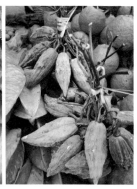

毛叶蔷薇

Rosa mairei

- **形态**　矮小灌木,高1～2米;枝圆柱形,粗壮,常呈弓形弯曲,散生扁平、翼状皮刺。小叶5～9,连叶柄长2～7厘米,小叶片长6～20毫米,宽4～10毫米。花单生于叶腋,直径2～3厘米;花瓣白色,宽倒卵形,先端凹凸不平。果倒卵圆形,直径约1厘米,红色或褐色。

- **分布和生境**　分布于德钦、维西、香格里拉、兰坪、丽江、永胜、洱源、鹤庆、禄劝;生于海拔1700～3200米的阳坡处或沟边杂木林中。

食用　果实:7～10月成熟后可直接生食,脆甜。

药用　果实:清热,消食健胃,止痢,止泻,祛瘀止痛。用于食积腹胀,肠鸣腹泻,痢疾,胃痛,骨折。

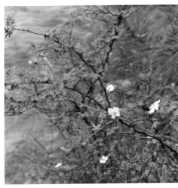 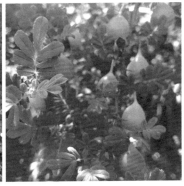

毛杨梅

Myrica esculenta

杨梅科 Myricaceae

别名　大树杨梅　野杨梅

- **形态**　常绿乔木,高 4～10 米。叶革质,长椭圆状倒卵形或披针状倒卵形到楔状倒卵形,长 5～18 厘米,宽 1.5～4 厘米。雌雄异株。雄花序为由许多小穗状花序复合成圆锥状花序,通常生于叶腋。雌花序单生于叶腋,直立。核果通常椭圆状,成熟时红色,长 1～2 厘米。

- **分布和生境**　分布于滇东南、滇西南(腾冲);生于海拔 1 000～2 500 米的杂木林内或干燥的山坡上。

  食用 **果实**:成熟后直接生食,或加工成蜜饯、罐头、果汁、果酱、果干、果酒等,亦可做清凉饮料,还可制成杨梅酒和杨梅醋。

  药用 **根皮、树皮、果实**:消炎,收敛,涩肠止泻,止血止痛。用于痢疾,肠炎,泄泻,崩漏,胃痛,胃溃疡,跌打损伤,扭伤,腰肌劳损,湿疹,秃头疮,慢性疮疡。

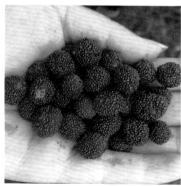
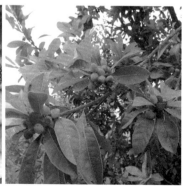

别名	红果参 ╱ 肉算盘
	山荸荠 ╱ 蜘蛛果

- **形态** 直立或蔓性草本。茎中空,分枝多而长,平展或下垂。叶对生,偶有 3 枚轮生的,叶片卵状披针形至披针形,长 6～15 厘米,宽 1～5 厘米。花通常单朵顶生兼腋生;花冠白色或淡红色,管状钟形,长约 1 厘米,5～6 裂至中部。浆果球状,(4)5～6 室,熟时紫黑色,直径 5～10 毫米。

- **分布和生境** 分布于思茅、勐腊、富宁、西畴、麻栗坡、屏边、临沧;生于海拔 400～1 600 米草坡、沟边或林中。目前已在多地种植。

食用 果实:10～11 月成熟后直接鲜食,味道清香、脆,风味分青香、花香和果香。

药用 果实:现代研究发现,本品果实具有比较好的抗氧化作用,还具有潜在的抗糖尿病活性。

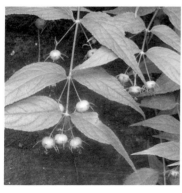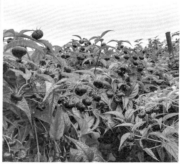

长刺茶藨子

Ribes alpestre

别名	高山醋栗 / 长刺茶藨
	茶藨子

- **形态** 落叶灌木;老枝灰黑色,在叶下部的节上着生3枚粗壮刺,刺长1~2厘米。叶宽卵圆形,长1.5~3厘米,宽2~4厘米。花两性,2~3朵组成短总状花序或花单生于叶腋;花瓣长2.5~3.5毫米,宽1.5~2毫米,色较浅,带白色。果实近球形或椭圆形,紫红色,具腺毛,味酸。

- **分布和生境** 分布于德钦、香格里拉、丽江、鹤庆、剑川、大理等地;生于海拔2 500~3 600米的林下、林缘、灌丛中或山坡路边。

食用 果实:6~9月成熟,用于酿酒或鲜食用,味道酸,质脆。

药用 果实:清热,止痛。用于萎缩性胃炎,胆汁缺乏症,高血压。

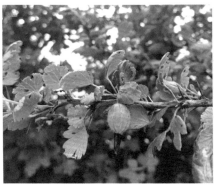
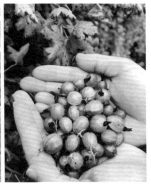

别名	鸦泡／土千年健／老鸦泡／老鸦果／乌饭果
	米饭果／沙汤果／乌饭子／纯阳子

- **形态**　常绿矮小灌木,高 20～50 厘米。地下有木质粗根。叶片革质,长 1.2～3.5 厘米,宽 0.7～2.5 厘米,两面被刚毛。总状花序生枝条下部叶腋和生枝顶叶腋而成假顶生,长 1.5～6 厘米,花序侧偏;花冠壶形,白色至淡红色,长 5～6 毫米。浆果圆球形,绿色变红色,成熟时紫黑色。

- **分布和生境**　分布于云南多地;生于海拔 1 100～3 400 米的云南松林、次生灌丛或草坡。

食用　果实:7～10 月成熟时呈紫黑色,直接鲜食。果味酸甜可口,性温。

药用　果实:《滇南本草》载:果实晒干久服能乌须黑发。

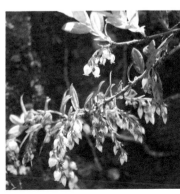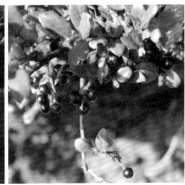

火炭母

Polygonum chinense

Polygonaceae

蓼科

别名	乌炭子 / 鸡眼果
	火炭星 / 火炭毛

- **形态** 多年生草本。茎直立,高 70～100 厘米。叶卵形或长卵形,长 4～10 厘米,宽 2～4 厘米;托叶鞘膜质,顶端偏斜,无缘毛。花序头状,通常数个排成圆锥状,顶生或腋生;花被 5 深裂,白色或淡红色,裂片卵形,果时增大,呈肉质,蓝黑色。瘦果包于宿存的花被。

- **分布和生境** 分布于云南各地;生于海拔 115～3 200 米的林中、林缘、河滩、灌丛、沼泽地林下等处。

食用 果实:8～10 月成熟后呈黑色,可直接生食。味淡。

药用 全草:清热解毒,利湿消滞,凉血止痒,明目退翳。用于泄泻,肠炎,消化不良,肝炎,黄疸,风热咽痛,感冒,扁桃体炎,白喉,百日咳,虚弱头昏,小儿疰夏,惊搐,角膜云翳,霉菌性阴道炎,带下病,乳腺炎,疖肿湿疮,湿疹,跌打损伤。

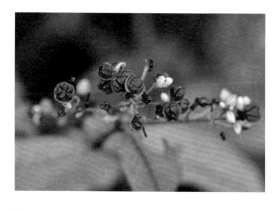

别名	火把果 / 救兵粮 / 救军粮 / 豆金娘 / 赤阳子
	纯阳子 / 满山红 / 小花红树

Pyracantha fortuneana

- **形态** 常绿灌木,高达 3 米。侧枝短,先端成刺状。单叶互生,在短枝上簇生;叶柄短;叶片长 1.5～6 厘米,宽 0.5～2 厘米。花两性,聚成复伞房花序;花梗长约 1 厘米;萼片 5;花瓣白色,长约 4 毫米。果实近球形,直径约 5 毫米,橘红色或深红色。

- **分布和生境** 分布于云南各地;生于海拔 500～2800 米的松林下或干燥山坡及路旁。

食用 果实:9～12 月成熟后直接鲜食,清香带甜,也可磨粉制成速食。清代云南彝族地方志书《农部琐录》记载:武侯南征,军士采食之,故名"救军粮"。目前已有开发成果汁、果酒等。

药用 果实:消积止痢,活血止血。用于消化不良,肠炎,痢疾,小儿疳积,崩漏,白带,产后腹痛。

Rosaceae 蔷薇科

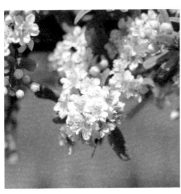
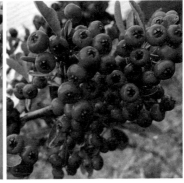

别名	泡木里
	大树果

- **形态** 乔木;嫩枝粗大,四角形,有明显的棱。叶片革质,椭圆形或倒卵形,长12～18厘米,宽6～8厘米。聚伞花序组成圆锥花序,生于无叶的枝上,长3～5厘米;花瓣连合成帽状。果实球形,直径约1厘米。

- **分布和生境** 分布于麻栗坡、屏边、绿春、思茅、景东、景洪、勐海、凤庆、镇康、耿马、龙陵、腾冲、盈江等地;生于海拔840～2000米的河边及山坡林下。

食用 果实:9～10月成熟后可直接鲜食或用辣椒面拌后生食。

药用 根、根皮:祛风除湿。用于风湿性关节炎,跌打损伤。

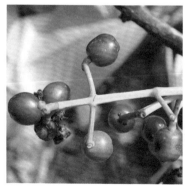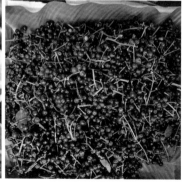

| 别名 | 碎米果 ╱ 水林果 ╱ 黑头果 |
| | 枪子果 ╱ 马桂郎 |

- **形态**　攀援灌木或藤本。叶片坚纸质,倒卵状椭圆形或长圆状椭圆形,长5～8(～10)厘米,宽约3.5厘米。圆锥花序,顶生,长5～15厘米,枝条初时斜出,以后呈辐射展开与主轴垂直;花5数,花瓣淡绿色或白色,分离。果球形或卵形,直径3～4毫米,红色或深紫色。

- **分布和生境**　分布于滇东南至滇西南;生于海拔1 200～2 000米或更低一些的地区。

食用　果实:秋季成熟后可直接鲜食,味甜。嫩尖:可生吃或作蔬菜,味酸。

药用　根:祛风止痛,消炎止泻。用于小儿头疮,跌打损伤,痢疾,泄泻,急性肠胃炎,闭经,刀枪伤,外伤出血。叶:用于外伤。

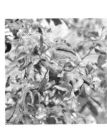
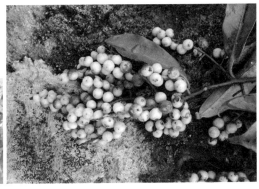

头状四照花

Dendrobenthamia capitata

山茱萸科 Cornaceae

别名　山覆盆 ╱ 野荔枝

　　　鸡嗉子

- **形态**　常绿乔木。叶对生,薄革质或革质,长圆椭圆形或长圆披针形,长 5.5～11 厘米,宽 2～3.4(～4)厘米。头状花序球形,约为 100 余朵绿色花聚集而成,直径 1.2 厘米;总苞片 4,白色,长 3.5～6.2 厘米,宽 1.5～5 厘米。果序扁球形,直径 1.5～2.4 厘米,成熟时紫红色。

- **分布和生境**　分布于云南各地;生于海拔 1 000～3 200 米的山坡疏林或灌丛中。

食用:果实:9～10 月成熟后,去皮鲜食。

药用:叶、果:清热解毒,利胆行水,消积杀虫。用于食积气胀,小儿疳积,肝炎,蛔虫病;外用治烧烫伤,外伤出血。

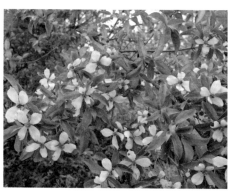
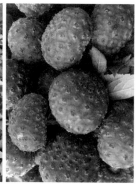

别名	鼻涕果 / 锥序水东哥 / 枇杷树
	马耳叶 / 蜜心果 / 灯笼果

- **形态** 乔木。叶薄革质,椭圆形或倒卵状矩圆形,长13～36厘米,宽7～15厘米。花序圆锥式,于叶腋单生,长12～33厘米;花粉红色至淡紫色,直径8～15毫米。果扁球形或近球形,径7～12毫米,绿色或淡黄色,具明显或不明显5棱。

- **分布和生境** 分布于云南多地;生于海拔450～2500米的河谷或山坡常绿林或灌丛中。

食用 果实:甜,黏稠。

药用 树皮、果实:散瘀活血,止血生肌,接骨拔脓。用于骨折,跌打损伤,慢性骨髓炎,创伤出血,尿淋,痈疮,无名肿毒。

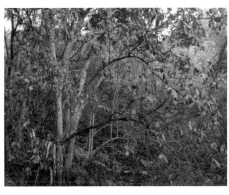
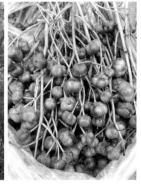

地果

别名 地石榴 / 地瓜 / 地枇杷 / 野地瓜 / 母地果
满地香 / 匍地龙 / 地瓜泡 / 地瓜藤 / 过山龙

Ficus tikoua

- **形态** 匍匐木质藤本,茎上生细长不定根,节膨大;幼枝偶有直立的,高达30～40厘米,叶坚纸质,倒卵状椭圆形,长2～8厘米,宽1.5～4厘米。榕果成对或簇生于匍匐茎上,常埋于土中,球形至卵球形,直径1～2厘米,基部收缩成狭柄,成熟时深红色,表面多圆形瘤点。

- **分布和生境** 分布于昆明、楚雄、鹤庆、丽江、砚山、景东、威信等地;生于海拔500～2650米的山坡或岩石缝中。

食用 果实:6～8月成熟后,可直接食用。味甘,性凉。

药用 果:滋阴润肺,清热解毒,补肝肾。用于肺燥咳嗽,肝肾阴虚。

桑科 Moraceae

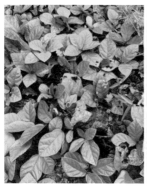 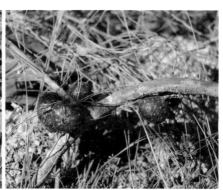

别名	沙糖果 / 地石榴
	黑果根

- **形态** 落叶或半常绿灌木,多年生枝条黑褐色。奇数羽状复叶,具小叶片 7～15 对;小叶片对生,相距 2～4 毫米,长 5～10 毫米,宽 2～4 毫米,小叶柄极短。顶生伞房花序,有花 3～5 朵,直径 2～3 厘米;花直径约 1 厘米,白色。果实卵形或近球形,直径 6～8 毫米,蓝黑色。

- **分布和生境** 除西双版纳外,云南其他各地均有分布;生于海拔 1100～2000 米的斜坡、灌丛或干燥处。

食用 果实:成熟后鲜食,质脆,稍具甜味。

药用 根及叶:清热解毒,收敛止泻,祛风除湿。用于痢疾,泄泻,肠炎,咽喉炎,流行性腮腺炎,肠风下血,水肿,关节痛等;外用于外伤出血,痈疮,无名肿毒。

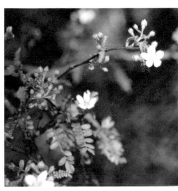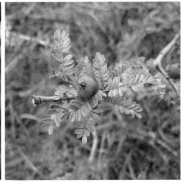

灯笼果

别名 灯笼泡 / 小果酸浆 / 挂金灯
灯笼草 / 沙灯笼

Physalis peruviana

茄科 Solanaceae

- **形态** 多年生草本,高45～90厘米。茎直立,密生短柔毛。叶片阔卵形或心脏形,长6～15厘米,宽4～10厘米,两面密被柔毛。花单独腋生,花冠阔钟形,长1.2～1.5厘米,黄色而喉部有紫色斑纹。果萼卵状,薄纸质;浆果直径1～1.5厘米。

- **分布和生境** 分布于云南西南部(腾冲、龙陵、瑞丽);生于海拔900～1 200米的路旁、河谷或山坡草丛中。已实现人工种植。

食用 果实:成熟后直接鲜食,或做果酱,淡淡的酸甜味。

药用 全草:清热解毒,行气止痛,消炎利水,消肿。用于感冒发热,支气管炎,喉痛,咳嗽痰喘,急性肾盂肾炎,睾丸炎,酸胀,疝气痛,天疱疮,疱疹。

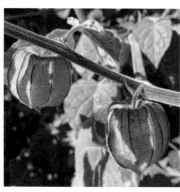 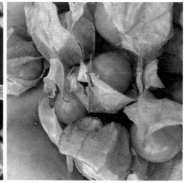

别名	薅秧泡
	白枝泡

- **形态** 灌木,枝被白粉,疏生钩状皮刺,羽状复叶,小叶常7~9枚,椭圆形、卵状椭圆形,长2.5~6(~8)厘米,宽1~3(~4)厘米,叶柄和叶轴均被柔毛和钩状小皮刺。伞房花序或短圆锥状花序;花直径达1厘米,红色。果实半球形,直径8~12毫米,深红色转为黑色,密被灰白色绒毛。

- **分布和生境** 分布于贡山、香格里拉、宁蒗、丽江、剑川、泸水、大理、昆明、双柏、景东、普洱、蒙自、金平、屏边、文山等地;生于海拔1000~2000米的山坡、疏密林中、灌丛,或山谷河滩及溪流旁。

食用 **果实**:7~9月成熟后呈黑色,直接食用,酸甜可口。

药用 **果实**:具有抗氧化作用及很强的胃保护作用。

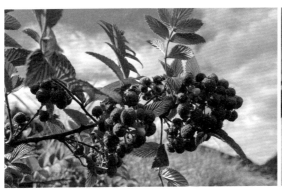
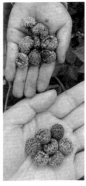

余甘子

Phyllanthus emblica

Euphorbiaceae

大戟科

别名 滇橄榄 / 橄榄 / 庵摩勒 / 米含 / 望果

木波 / 七察哀喜 / 噜公膘 / 油甘子

- **形态** 灌木至乔木,高可达23米。叶片纸质至革质,二列,线状长圆形,长8～20毫米,宽2～6毫米。多朵雄花和1朵雌花或全为雄花组成腋生的聚伞花序。蒴果呈核果状,圆球形,直径1～1.3厘米,外果皮肉质,绿白色或淡黄白色,内果皮硬壳质。

- **分布和生境** 分布于云南多地;生于海拔160～2100米的山地疏林、灌丛、荒地或山沟向阳处。

食用 果实:成熟后直接鲜食,口味酸涩,但回味甘甜,故名"余甘子"。多用于泡酒,或拌蜂蜜食用,或盐腌制后食用。

药用 果:清热凉血,消食健胃,生津止咳。用于血热血瘀,消化不良,腹胀,咳嗽,喉痛,口干。有较强的抗氧化、抗炎、抑制血糖上升等作用。

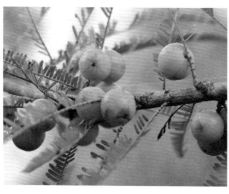
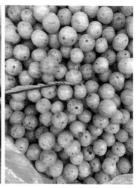

君迁子

- **形态**　落叶乔木。叶近膜质,椭圆形至长椭圆形,长5～13厘米,宽2.5～6厘米。雄花1～3朵腋生,簇生,近无梗;花冠壶形,带红色或淡黄色,长约4毫米;雌花单生,几无梗。果近球形或椭圆形,直径1～2厘米,初熟时为淡黄色,后则变为蓝黑色,常被有白色薄蜡层。

- **分布和生境**　分布于云南大部分地区;生于山坡、山谷或路边,也有栽培。

Diospyros lotus

食用 果实:鲜食,亦常晒干食用,软糯,甜味稍逊于柿子。

药用 果实:止渴,除痰。用于消渴。

Ebenaceae　柿科

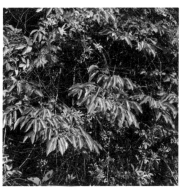 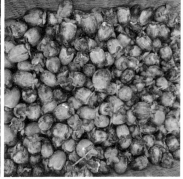

鸡矢藤

Paederia scandens

茜草科 Rubiaceae

别名 牛皮冻 ／ 嘿多吗 ／ 哈改嘛多吗
咯捕噜居 ／ 鸡屎藤

- **形态** 草质藤本。叶对生,纸质或近革质,卵形、卵状长圆形至披针形,长 5～9 厘米,宽 1～4 厘米。圆锥花序式的聚伞花序腋生和顶生,分枝对生,末次分枝上着生的花常呈蝎尾状排列;花冠浅紫色,管长 7～10 毫米,外面被粉末状柔毛。果球形,成熟时近黄色,直径 5～7 毫米。

- **分布和生境** 分布于云南各地;生于海拔 200～2 000 米的山坡、林中、林缘、沟谷边灌丛中或缠绕在灌木上。

食用 果实:傣族妇女通过咀嚼本品果实来染齿,起到保护牙齿、防腐、抗蛀的作用。

药用 根或全草:祛风利湿,消食化积,止咳,止痛。用于风湿筋骨痛,跌打损伤,外伤性疼痛,肝胆、胃肠绞痛,黄疸型肝炎,肠炎,痢疾,消化不良,小儿疳积等。

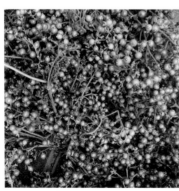
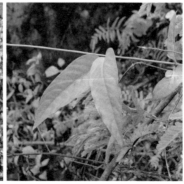

别名　马桑

- 形态　灌木或小乔木。叶卵形,长5～14厘米,宽3.5～12厘米。雄花序长1～1.5厘米,被柔毛,雄花绿色;雌花序球形,长约1厘米,花柱很长,柱头2裂,内面被柔毛。聚花果短椭圆形,直径约1厘米,成熟时红色或暗紫色。

- 分布和生境　分布于昆明、师宗、大姚、宁蒗、丽江、大理等地;生于海拔1450～2700米的山坡灌丛或悬岩上。

食用　果实:成熟后味甜,可作为野生桑葚食用,或泡酒。云南民间常将本果称为马桑,但马桑 *Coriaria nepalensis* 是马桑科植物,果实球形,有毒,不可混淆。

药用　果实:西藏藏医用于骨热病。果汁:熬汁治疗"如嚓"病。

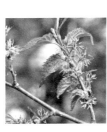
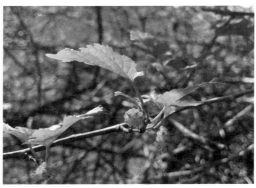

别名	小鸡黄瓜 / 老鼠黄瓜 / 狗屎瓜 / 老鼠冬瓜
	老鼠拉冬瓜 / 山天瓜 / 波瓜公 / 狗屎瓜
	小鸡黄瓜 / 野黄瓜 / 天花粉

- **形态** 攀援柔弱草本,块根纺锤状,径粗 1.5～2 厘米。叶片薄革质,多型,变异极大,卵形、长圆形、卵状三角形或戟形等,不分裂、3～5 浅裂至深裂。雌雄异株;雄花极小,黄色;雌花单生于叶腋。果实红褐色,长圆状或近球形,长 2～6 厘米,径 2～5 厘米,表面近平滑。

- **分布和生境** 分布于云南各地;生于海拔 600～2 600 米的林下或灌丛中。

食用 果实:直接鲜食,清甜多汁。虚寒疾患着慎食。块根有毒。

药用 块根:清热化痰,利湿,散结消肿。用于热咳,痢疾,淋证,尿路感染,黄疸,风湿痹痛,喉痛,目赤,湿疹,痈肿,毒蛇咬伤,消渴,乳腺炎。

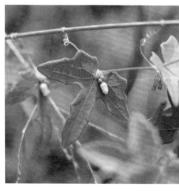 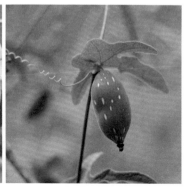

别名	褚桃 ╱ 褚实
	假杨梅

- **形态** 乔木。叶螺旋状排列,广卵形至长椭圆状卵形,长6～18厘米,宽5～9厘米,基部心形。花雌雄异株;雄花序为柔荑花序,粗壮,长3～8厘米;雌花序球形头状,花被管状。聚花果直径1.5～3厘米,成熟时橙红色,肉质。

- **分布和生境** 几乎分布于云南各地。

食用 **果实**:6～7月成熟时呈红色,肉质,可鲜食,微甜。果实中偶有蚂蚁藏身,食用前需注意。《本草纲目》记载:结实如杨梅……壮筋骨,助阳气,补虚劳,健腰膝,益颜色。《救荒本草》记载:不可久食,令人骨软。

药用 **果实**:补肾,清肝明目,利尿。用于腰膝酸软,虚痨骨蒸,头晕目昏,目生翳膜,水肿胀满。

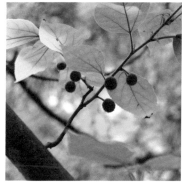
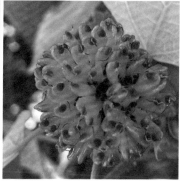

别名　苦果／苦天茄

弯把苦子／细苦子

- **形态**　多枝灌木,密被具柄的星状绒毛和皮刺。小枝具基部宽扁的淡黄色钩刺。叶卵形,长 5～7(～11)厘米,宽 2.5～5.2(～8.5)厘米。蝎尾状花序腋外生,长 3.5～6 厘米;花蓝紫色,直径约 2 厘米。果序长约 4～7 厘米,浆果球形,光亮,成熟时呈红色,直径约 1 厘米。

- **分布和生境**　除滇东北外几乎云南各地均有分布;常见于海拔 180～1700(～2800)米的林下、路边、田边荒地,在干燥灌木丛中有时成片生长。

食用　果实:呈红色时,傣族常常与其他佐料共同舂碎后做蘸料,或油炸后直接食用。味苦,性凉,体质偏寒者不宜多食。

药用　果实:消炎解毒,镇静止痛。用于风湿跌打疼痛,神经性头痛,胃痛,牙痛,乳腺炎,腮腺炎。

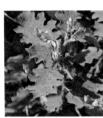
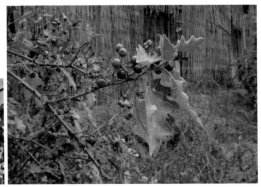

别名	山枣 ╱ 五眼睛果 ╱ 酸枣
	鼻子果 ╱ 鼻涕果

- **形态** 落叶乔木,高 8～20 米;树皮灰褐色,片状剥落,小枝粗壮,暗紫褐色,无毛,具皮孔。奇数羽状复叶长 25～40 厘米,有小叶 3～6 对;小叶膜质至纸质,卵形或卵状披针形或卵状长圆形,长 4～12 厘米,宽 2～4.5 厘米。花小。核果椭圆形或倒卵状椭圆形,成熟时黄色。

- **分布和生境** 分布于滇东南至西南;生于海拔(440～)600～2 000 米的山坡、沟谷林中。

食用 果实:冬季成熟后剥去果皮可鲜食,较酸,果肉黏腻,蒸熟后可做酸枣饼、酸枣糕等。果核带 5 个孔,常用于制佛珠。

药用 果实:行气活血,养心安神。用于气滞血瘀,心区作痛,心跳气短,心神不安。鲜果实、果核:消食滞,清热毒,解酒,收敛,杀虫。用于食滞腹痛。

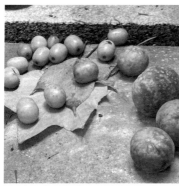
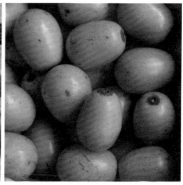

Hovenia acerba

鼠李科
Rhamnaceae

别名　拐枣 / 鸡爪子
万寿果

- **形态**　高大乔木；小枝褐色或黑紫色，被棕褐色短柔毛或无毛，有明显白色的皮孔。叶互生，厚纸质至纸质，宽卵形、椭圆状卵形或心形，长 8～17 厘米，宽 6～12 厘米。二歧式聚伞圆锥花序，顶生和腋生，被棕色短柔毛。浆果状核果近球形，直径 5～6.5 毫米；果序轴明显膨大。

- **分布和生境**　分布于云南各地；生于海拔 2 100 米以下的开旷地、山坡林缘或疏林中。

食用　果序：霜降节气后可鲜食，脆甜；或用于泡酒。

药用　果序：民间制"拐枣酒"，用于风湿疼痛。种子：除烦止渴，解酒毒，利二便。用于醉酒，烦热，口渴，呕吐，二便不利。

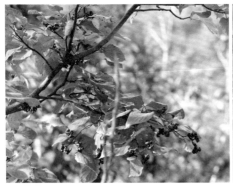
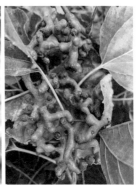

| 别名 | 黄泡 |
| | 黄锁莓 |

Rubus ellipticus var. obcordatus

- **形态** 灌木。茎、叶柄和叶轴均被红棕色柔毛,并有倒钩刺和较密的褐色刚毛。小叶 3 枚,小,2~5.5 厘米,宽 1.5~4 厘米,倒卵形,顶端浅心形或近截形。花为密集成顶生短总状花序,或腋生成束,白色或淡红色,直径 7~10 mm。聚合核果球形,橘黄色。

- **分布和生境** 分布于云南各地;生于山谷疏密林中或山坡路边及河边灌丛中,海拔 800~2 000 米。

食用 果实:成熟后呈黄色,鲜食,有些地区将其采摘后与附近正盛开花瓣(如尖子木、杜鹃花)裹着一起吃,别有乐趣。其与原变种椭圆悬钩子 *Rubus ellipticus* 形态大同小异,两者产量都很高。

药用 根:祛风除湿,清热解毒,用于吐血,瘰疬。叶:杀虫止痒,用于皮肤病,黄水疮。果实和碎根:在印度用于痢疾。

蔷薇科 Rosaceae

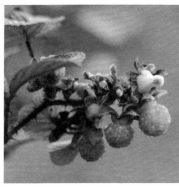
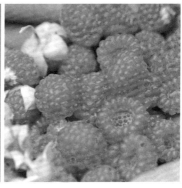

| 别名 | 小木瓜 ╱ 酸移栎 |
| | 酸多李皮 ╱ 楂子树 |

- **形态** 常绿乔木。叶片披针形或卵状披针形,长6～8厘米,宽2～3厘米,下面密被黄白色绒毛。花3～5朵,丛生于小枝顶端;花白色,直径2.5～3厘米;萼筒钟状,外面密被黄白色绒毛;花瓣长12～15毫米,宽5～8毫米。果实卵形或长圆形,直径2～3厘米,黄色。

- **分布和生境** 分布于云南多地;生于海拔1 100～3 500米的杂木林或次生疏林中。

食用 果实:未成熟时鲜食。成熟果实尤为酸,因此常春碎后用辣椒面拌食。也有蒸熟后食用,味似苹果。在云南民间,此种与移栎 *Docynia indica* 都可食用,生境分布较相似,形态略有区别。

药用 果实:舒筋活血,消食健胃,止泻,驱虫。用于风湿性关节痛,蛔虫病,腹泻,疳积,消化不良,烫伤。

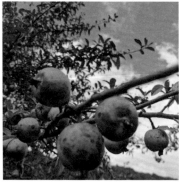
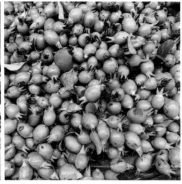

别名	大对节生 ╱ 野甘草
	婆婆针线包

- **形态** 木质藤本,长达 10 米,具乳汁。叶膜质,卵圆形至卵状椭圆形或阔卵形,长 8～18 厘米,宽 4～11 厘米。花小,白绿色,组成疏散的圆锥状的腋生聚伞花序,长 12～26 厘米。蓇葖果椭圆状长圆形,长约 7 厘米,直径约 3 厘米,外果皮具有很多膜质的纵翅。

- **分布和生境** 分布于思茅、景东、巍山、勐海、景洪、凤庆、河口、临沧、金平、元江、泸西等地;生于海拔 600～1 600 米山地疏林中或山坡路旁、溪边灌木丛中。

食用 果实:凉拌,或炒,或腌制。

药用 根:补中益气,止咳,调经。用于感冒,咳嗽,月经过多,子宫脱垂,脱肛。

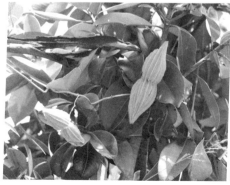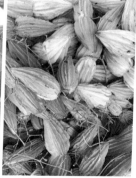

臭荚蒾

Viburnum foetidum

Caprifoliaceae 忍冬科

别名 荚蒾果

- **形态** 落叶灌木。叶纸质至厚纸质,卵形、椭圆形至矩圆状菱形,长4～10厘米。复伞形式聚伞花序生于侧生小枝之顶,直径5～8厘米,第一级辐射枝4～8条,花通常生于第二级辐射枝上;花冠白色,辐状,直径约5毫米。果实红色,圆形,扁,长6～8毫米。

- **分布和生境** 分布于双江、临沧、文山、麻栗坡等地;生于海拔1600～2500米阳坡疏林中。

食用 果实:9月成熟后直接鲜食。

药用 叶、果实:清热解毒,止咳,接骨。用于头痛,咳嗽,肺炎,跌打损伤,走马牙疳,荨麻疹。

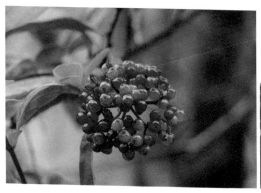
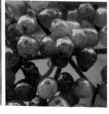

别名	白藨 ╱ 白酒泡 ╱ 白泡儿 ╱ 白蒲草
	路边草 ╱ 白酒草 ╱ 白地泡

- **形态** 多年生草本,粗壮,密集成丛。茎密被黄棕色绢状柔毛,三出复叶,小叶片倒卵形或椭圆形,长 1～4.5 厘米,宽 0.8～3 厘米,下面被黄棕色绢状柔毛,叶柄密被黄棕色绢状柔毛。聚伞花序 2～5 朵,花两性,直径 1～2 厘米,白色。聚合果圆形,白色、淡白黄色或红色。

- **分布和生境** 分布于贡山、福贡、大理、师宗、昆明、文山、麻栗坡、广南、富宁;生于海拔 1 500～4 000 米的草坡地或沟边林下。

食用 **果实**:春夏成熟后直接生食。有独特的水蜜桃香味。鲜果氨基酸谷氨酸的含量很高。本种是草莓品种改良的重要种质。

药用 **全草**:清热解毒,消炎,接骨舒筋,祛风止咳。用于风热咳嗽,顿咳,口腔破溃,痢疾,肾炎,尿血,疮疖,跌打损伤,毒蛇咬伤。**根**:用于肝炎,痢疾。

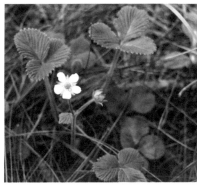
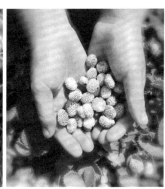

野草香

Elsholtzia cypriani

唇形科 Labiatae

- **形态**　一年生草本,茎钝四棱形。叶卵形至长圆形,长 2～6.5 厘米,宽 1～3 厘米。穗状花序圆柱形,长 2.5～10.5 厘米,顶生,由多数密集的轮伞花序组成;花梗长 0.5 毫米;花冠粉色至玫瑰红色,长约 2 毫米,冠檐二唇形。小坚果长圆状椭圆形,黑褐色。

- **分布和生境**　分布于滇西北、滇中至中越边境地区以北;常见于海拔 400～2 900 米的路边、林中或河谷两岸。

食用　果穗、嫩茎叶:新鲜或干燥的果穗搓揉(或火烤)后,作豆花的蘸料,为昭通地区的特色香料。嫩茎叶切碎后作佐料用。

药用　全草或叶:清热,解毒,解表。用于伤风感冒,疔疮,鼻渊及喉蛾等症。花穗:止血。

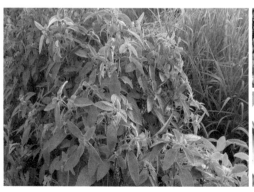
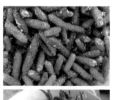
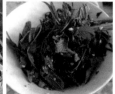

野草莓

Fragaria vesca

- **形态**　多年生草本。3 小叶稀羽状 5 小叶；小叶片倒卵圆形，椭圆形或宽卵圆形，长 1～5 厘米，宽 0.6～4 厘米，顶生小叶基部宽楔形，侧生小叶基部楔形，边缘具缺刻状锯齿。花序聚伞状，有花 2～4(～5)朵，花白色。聚合果卵球形，红色。

- **分布和生境**　分布于香格里拉、丽江等地；生于海拔 3 800～4 200 米的草坡。

食用　果实：6～9 月成熟后鲜食，有浓郁的草莓清香。

药用　果实、全草、根：清热解毒，补肺利咽，收敛，利尿，强壮，调经，净化血液。用于感冒发热，咳嗽，肺结核，胸腔脓血，咽喉肿痛，腮腺炎，维生素 C 缺乏症，痛风，过敏。

蔷薇科

Rosaceae

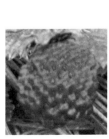
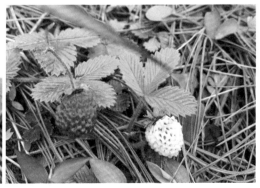

| 别名 | 刺菱 |
| | 菱 |

Trapa natans

- **形态** 一年生浮水水生草本植物。叶二型:浮水叶互生,聚生于主茎和分枝茎顶端,形成莲座状菱盘,叶片三角形状菱圆形,叶柄中上部膨大成海绵质气囊。花小,单生于叶腋,两性,白色。果三角状菱形,具4刺角,刺角扁锥状,果高和宽约2厘米,刺角长1~1.5厘米。

- **分布和生境** 分布于滇西各高原湖泊及水塘(剑湖、茈碧湖、西湖、洱海、勐海水塘等);生于水深1.5米以内的浅水区。

食用 果实:含淀粉。宋代时已经有许多栽培品种,有四角、两角、无角的。10月采收,新鲜果用手剥开即可生食,但建议煮熟后食用。

药用 果实:健胃止痢,抗癌。用于胃溃疡,乳房结块,便血。

菱科 Trapaceae

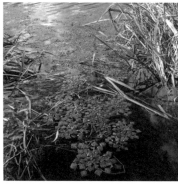
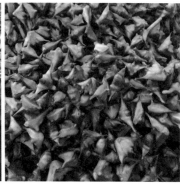

| 别名 | 蛇泡草 / 龙吐珠 / 蛇含草 / 长蛇泡 / 红顶果 |
| | 雪丁草 / 蛇盘草 / 米汤果 / 麻蛇果 / 三叶草 |

- **形态** 多年生草本。根茎短,粗壮。匍匐茎多数。茎生叶互生,均为三出复叶;小叶片具小叶柄,长 2～3 cm,宽 1～3 cm。花单生于叶腋;直径 1.5～2.5 cm;副萼片 5,较萼片长;花瓣 5,长为 5～10 mm,黄色;花托在果期膨大,海绵质,鲜红色,有光泽,直径 10～20 mm。

- **分布和生境** 分布于云南各地;生于海拔 2 400 米以下的山坡、草地、河岸、林缘、路旁、潮湿的地方。

食用 果实:成熟后,直接采摘鲜食,味淡。有小毒,不建议多食。

药用 全草:清热解毒,散瘀消肿,凉血,调经,祛风化痰。用于感冒发热,咳嗽吐血,小儿高热惊风,咽喉肿痛,白喉,痢疾,黄疸性肝炎,月经过多。

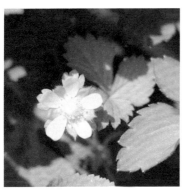 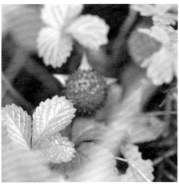

别名　黑泡

- **形态**　匍匐灌木,小枝被柔毛和稀疏钩状皮刺,羽状复叶,小叶常3～5枚,菱状圆形或倒卵形,叶片的大小形态差异比较大,两面被毛。伞房花序;花瓣较小,直径约1厘米直立,粉红色至紫红色。果实卵圆形,成熟后黑色。

- **分布和生境**　分布于云南各地;生于1 500～2 200米的各类生境下。

（食用）**果实**:成熟后直接鲜食,酸甜可口。

（药用）**果实**:补肾涩精。用于痢疾腹泻,风湿性关节痛,痛风,肝炎,月经不调,小儿疳积,挫伤疼痛,湿疹,皮肤化脓感染,口腔炎,牙龈炎,泌尿道结石,神经衰弱,遗精,早泄。

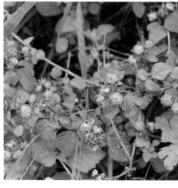
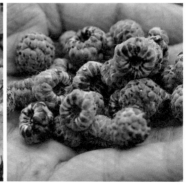

- **形态**　常绿乔木,高7~18米,具乳汁。叶革质,椭圆形至椭圆状卵形,长4~24厘米,宽(1.5~)5~10厘米。花序单生叶腋,雄头状花序长达2.5厘米,宽1.4厘米,倒卵形,表面具瘤状突起,被锈色短绒毛。聚花果近球形,成熟时直径达12厘米,绿色可食。

- **分布和生境**　分布于西双版纳、双江、沧源等地;生于海拔1400~1630米的潮湿林中。

- 食用 **果实**:成熟后直接鲜食,果大,味甜。
- 药用 **果实**:含有多种黄酮类化合物,为潜在的天然酪氨酸酶抑制剂。

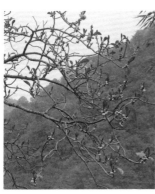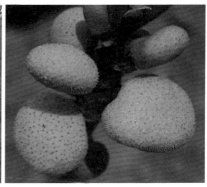

滇刺枣

Ziziphus mauritiana

鼠李科
Rhamnaceae

别名	酸枣 / 须须果
	缅枣 / 曼点果

- **形态** 常绿乔木或灌木;幼枝被黄灰色密绒毛,老枝紫红色,有 2 个托叶刺,1 个斜上,另 1 个钩状下弯。叶卵形、矩圆状椭圆形,长 2.5～6 厘米,宽 1.5～4.5 厘米,下面被黄色或灰白色绒毛,基生 3 出脉。花绿黄色。核果矩圆形或球形,橙色或红色,成熟时变黑色。

- **分布和生境** 分布于巧家、元谋、禄劝、河口、元江、江城、思茅、景谷、景洪、勐海、双江、盈江、龙陵等地;生于海拔 1800 米以下的山坡、丘陵、灌丛或林中。

食用 **果实**:未成熟果实加盐、辣椒凉拌食用;成熟果实加红糖熬果酱。

药用 **树皮**:消炎,生肌。用于烧烫伤。**种仁**:用于不育症。

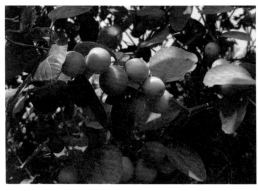
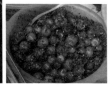

滇榛

Corylus yunnanensis

桦木科　Betulaceae

- 形态　灌木或小乔木；小枝褐色，密被黄色绒毛和具或疏或密的刺状腺体。叶厚纸质，几圆形或宽卵形，长4～12厘米，宽3～9厘米。果单生或2～3枚簇生成头状，果苞钟状，外面密被黄色绒毛和刺状腺体。坚果球形，长1.5～2厘米，密被绒毛。

- 分布和生境　分布于滇中、滇西及滇西北；生于海拔2000～3700米的山坡灌丛中。

食用 果实：成熟后剥开鲜食，香脆。也可晒干或烘干食用。

药用 果实：健脾开胃，润肺。

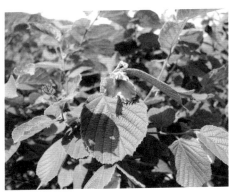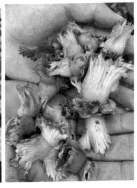

别名	小血藤
	五味子

- **形态** 落叶木质藤本,当年生枝紫红色。叶纸质,狭椭圆形至卵状椭圆形,长6~12厘米,宽2.5~6.5厘米。花黄色,生于新枝叶腋或苞片腋。小浆果红色,长圆状椭圆体形,长5~8毫米,具短梗。

- **分布和生境** 分布于滇西和滇西北(昆明、玉溪、大理、丽江、腾冲、维西、凤庆、建水、勐海);生于海拔1 200~3 000米的山谷丛林或林间。

食用 果实:10月左右成熟,直接鲜食,或泡酒。同属华中五味子 *S. sphenanthera* 等多种食用和药用方法类似。

药用 果实:镇咳滋养,止泻止汗,固涩收敛,益气生津,补肾宁心。

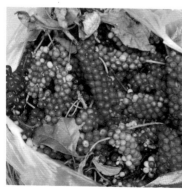
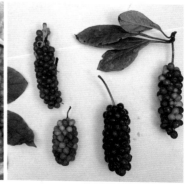

| 别名 | 橄榄 ╱ 铁力木 ╱ 鬼眼睛 |
| | 克地老 ╱ 大白柴果 ╱ 野桃子 |

- **形态** 乔木。叶薄革质,长圆形或椭圆形,长 10～18 厘米,宽 4～7.5 厘米。总状花序多条生于去年枝上,长 10～15 厘米;萼片 5 片,长 6.5 毫米,宽 2.5～3 毫米,内外两面均有褐色毛;花瓣与萼片同长,撕裂及半,裂片 18～24 条,两面均有柔毛。核果椭圆形,长 4 厘米,宽 2.5 厘米。

- **分布和生境** 分布于盈江、腾冲、龙陵、潞西、昌宁、凤庆、景东、瑞丽、永德、双江、景谷、沧源、普洱、元江、西双版纳等地;生于海拔 800～2 400 米的沟谷、山坡常绿阔叶林中。

食用 果实:可生食,味略苦、涩,初尝带酸味后转甘。常用于泡酒;也有用新鲜果实敲裂后再以食盐、辣椒面、花椒面等佐料腌渍食用。

药用 果实:生津止渴,清热解毒。

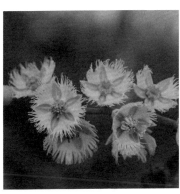
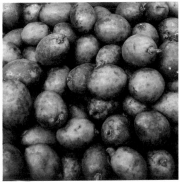

别名 咖喱啰 / 木个 / 外木个
嘎利勒 / 柯增

- **形态** 落叶乔木。叶互生,奇数羽状复叶长 30～40 厘米,有小叶 2～5 对;小叶对生,卵状长圆形或椭圆状长圆形,长 7～12 厘米,宽 4～5 厘米,侧脉斜升,密而近平行。圆锥花序顶生,长 25～35 厘米,基部分枝长 10～15 厘米,花小,白色。核果椭圆形或椭圆状卵形,成熟时黄褐色。

- **分布和生境** 分布于金平、普洱、勐腊、景洪、勐海、双江等地;生于海拔(360～)460～1 200 米的山坡、平坝或沟谷疏林中。

食用 果实、幼叶:果,味酸涩,气香,食后有回味甜,与余甘子类似。食用方法:将果实于火上烤熟后,加盐、蒜、辣椒、芫荽等一起捣烂做成佐料酱(呐咪);也可煮熟后,与肉、辣椒、芫荽、姜蒜等凉拌;也常用作炖鸡配料。

药用 果实:清热解毒,消积止痛,止咳化痰。

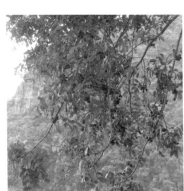
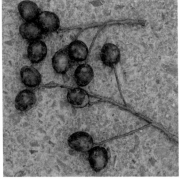

別名　刺梨 ／ 刺檾
　　　文光果

- **形态**　开展灌木；小枝有基部稍扁而成对皮刺。小叶9～15，连叶柄长5～11厘米，小叶片椭圆形或长圆形，长1～2厘米，宽6～12毫米。花单生或2～3朵，生于短枝顶端；花直径5～6厘米；花瓣重瓣至半重瓣，淡红色或粉红色，微香。果扁球形，直径3～4厘米，绿红色，外面密生针刺。

- **分布和生境**　分布于滇中、滇西北、滇东北；生于海拔500～2500米的山坡路旁灌丛中。

食用　**果实**：成熟后呈绿黄色，味甜酸，目前已开发出多款刺梨产品。

药用　**果实**：健胃，消食。用于食积饱胀。现代研究证实，本品有解毒、抗氧化、抗肿瘤、防治糖尿病等作用。

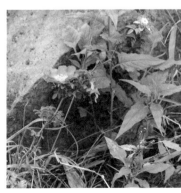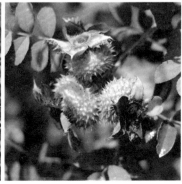

第四章

其他类

食材食药植物

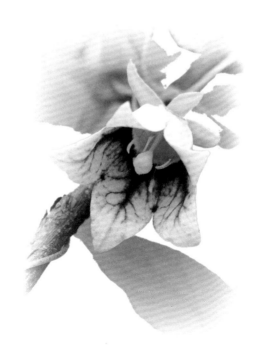

七叶一枝花

Paris polyphylla

Liliaceae
百合科

别名	滇重楼 ╱ 重楼一枝箭 ╱ 阔瓣蚤休 ╱ 阔瓣重楼
	独角莲 ╱ 土三七 ╱ 重楼 ╱ 大重楼 ╱ 重台
	两把伞 ╱ 山重楼 ╱ 麻婆婆 ╱ 九道婆
	王孙 ╱ 一把伞 ╱ 牙赶庄

- 形态　多年生草本；根状茎粗厚，直径达1～2.5厘米，密生多数环节。叶7～10枚，矩圆形、椭圆形或倒卵状披针形，长7～15厘米，宽2.5～5厘米。外轮花被片绿色，4～6枚；内轮花被片常比外轮长。蒴果紫色，直径1.5～2.5厘米；种子多数，具鲜红色多浆汁的外种皮。

- 分布和生境　分布于云南多地；生于海拔1 400～3 100米的常绿阔叶林、云南松林、竹林、灌丛或草坡中，目前野生资源量很少。

食用　**根茎、果实：**根茎干品或鲜品炖肉或干粉磨成粉口服。果实常用于泡酒。

药用　**根茎：**清热解毒，消肿止痛，凉肝定惊。用于疔疮痈肿，咽喉肿痛，蛇虫咬伤，跌扑伤痛，惊风抽搐。

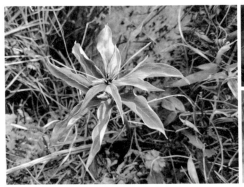
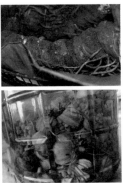

别名	乱角莲
	方眼莲

- 形态 多年生草本,假鳞茎扁卵球形,较小,上面具荸荠似的环带,富黏性。茎具3～5枚叶。叶线状披针形、狭披针形至狭长圆形,长6～20(～40)厘米,宽5～10(20～45)毫米。总状花序具(1～)2～6朵花;花较小,淡紫色或粉红色,罕白色;唇盘上具5条波状纵脊状褶片。

- 分布和生境 分布于云南多地;生于海拔900～3100米的杂木林、栎林、松林下、灌丛中、路边草丛、草坡或岩石缝中。

食用 假鳞茎:扁卵球形,上面具荸荠似的环带,富黏性。与蜂蜜同蒸。

药用 假鳞茎:补肺,止血,生肌,收敛。用于肺痨咯血,硅沉着病(矽肺),胃肠出血,跌打损伤,疮痈肿毒,溃烂疼痛,烫伤,灼伤,手足皲裂,肛裂。

Bletilla formosana

兰科 Orchidaceae

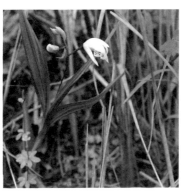
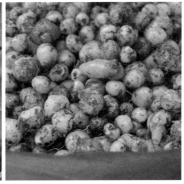

- **形态**　多年生草本。根簇生,淡黄色,粗壮。叶无柄, 叶片长3～5厘米,宽5～10毫米。二歧聚伞花序;花 梗长1～2厘米,果时更长;萼片长4～5毫米,具明显 3脉;花瓣5,白色,稍短于萼片,2深裂几达基部,裂 片狭线形。蒴果卵圆形,稍短于宿存萼,顶端6齿裂。
- **分布和生境**　分布于滇中、滇西北、滇东北等地;生于 海拔1800～3200米的林下、林缘、山坡、草地。

食用　根:与肉或鸡同煮,味道甘甜。

药用　根:健脾,养肝,益肾。用于体虚贫血,咳血,精 神不振,头晕心慌,耳鸣眼花,潮热遗精,阳痿, 肾炎,腰痛脚弱,月经不调,带下淋沥,小儿疳 积,外伤,骨折。

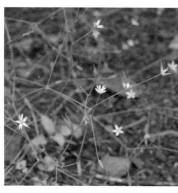
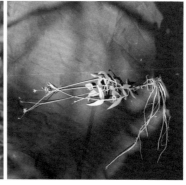

别名　小黑药
　　　草本三角枫

- **形态**　多年生草本。根短而粗。茎上部2～4回叉状分枝。基生叶圆肾形或宽卵状心形，长2～8厘米，宽2.5～14厘米，掌状3深裂。花序呈二歧叉状分枝；伞形花序2～3出；花瓣绿白色或粉红色，长1～1.2毫米，宽0.8～1毫米。果实倒圆锥形，上部的皮刺呈钩状、金黄色或紫红色。

- **分布和生境**　分布于德钦、维西、碧江、兰坪、丽江、鹤庆、大理、腾冲、宾川、大姚、寻甸、嵩明、安宁、昭通、会泽等地；生于海拔1930～2800米的杂木林下及山坡草。

食用　根：用于炖鸡汤、蒸肉、蒸鸡蛋。

药用　根：补肺益肾。用于肺结核，肾虚腰痛，头昏。

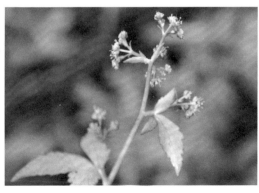
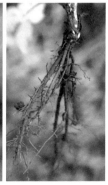

- **形态**　地衣体大型叶状;裂片深裂,上表面鲜绿色,表面网脊强烈,光滑,下表面黄褐色,网状沟中密生黄褐色绒毛,假根稀疏;子囊盘圆盘状;盘面安暗红褐色,子囊含 8 个孢子,共生藻为绿藻。
- **分布和生境**　生长于空气洁净森林里树干上。

食用　**地衣体**:用开水加草木灰煮沸,漂洗后晾干保存或立即食用,也可炒食或与辣椒、大蒜、酸腌菜等凉拌。

药用　**地衣体(全草)**:祛风止痒,健脾利水,消炎。用于消化不良,小儿疳积,蛔虫病,腹胀,肾炎水肿,烫伤,皮肤瘙痒,无名肿毒。

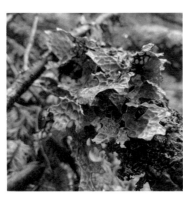
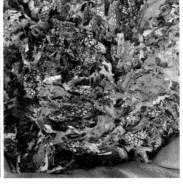

别名	雷公屎 / 地达菜
	地角皮 / 地衣

- **形态** 多数藻丝共同包埋的复合群体,幼藻体球形群体,成熟后扩展呈皱片状,有时不规则裂开,宽可达数厘米,蓝绿色、橄榄绿色或褐绿色,或黄色到黄褐色,干燥时黑色,易碎。
- **分布和生境** 分布于云南各地,雨后阴湿的地方。

食用 藻体:泥沙较多,反复清洗、焯水后凉拌或炒,也可煮汤,味道鲜美。

药用 藻体:清热明目,收敛益气。

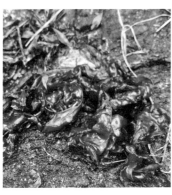
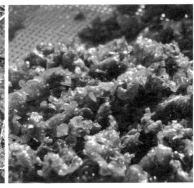

Elephantopus scaber

别名　理肺散 ／ 追风散　地胆头

- **形态**　根状茎具多数纤维状根；茎常多少二歧分枝，密被白色贴生长硬毛；基部叶花期生存，莲座状，匙形或倒披针状匙形，长 5～18 厘米，宽 2～4 厘米；茎叶少数而小。头状花序多数，在茎或枝端束生的团球状的复头状花序，基部被 3 个叶状苞片所包围；花 4 个，淡紫色或粉红色。

- **分布和生境**　分布于西双版纳、孟连、思茅、耿马、镇康、潞西、盈江、腾冲、景东等地；生于海拔 480～1 750 米的林下、林缘、灌丛下、山坡草地或村边、路旁。

食用：全草：与猪蹄同煮。

药用：全草：清热解毒，利尿消肿。用于感冒，痢疾，吐泻，乳蛾，咽喉痛，水肿，目赤红痛，疖肿。根：清热除湿，解毒。用于中暑发热，温毒发斑，赤痢，头风，风火痛，痈肿。

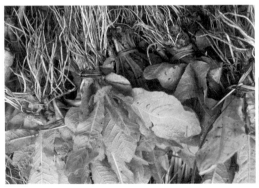

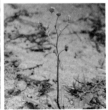

| 别名 | 果松 ╱ 青松 |
| | 吃松 ╱ 五叶松 |

* **形态** 乔木;枝条平展,形成圆锥形或柱状塔形树冠。针叶 5 针一束。球果圆锥状长卵圆形,长 10～20 厘米,径 5～8 厘米,幼时绿色,成熟时黄色或褐黄色,种鳞张开,种子脱落;种子黄褐色、暗褐色或黑色,倒卵圆形,长 1～1.5 厘米,径 6～10 毫米,无翅或两侧及顶端具棱脊。

* **分布和生境** 分布于云南多地;生于海拔 1 600～3 300 米,组成针叶林或混交林。

食用 种子:作为云南松子的主要来源,常直接生食或煮熟后食用,也可榨油。

药用 松节、叶、花粉:皆可入药。种子:益肺止嗽,补气养血,润肠止咳。

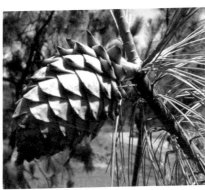
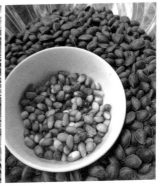

别名　土党参／土人参／算盘果

野党参果／还阳参／白奶参

- **形态**　草质缠绕藤本,具乳汁,具胡萝卜状根。叶对生,具长柄,叶片心形或心状卵形,长3～11厘米,宽2～9厘米。花单朵生叶腋,花萼与子房分离,5裂至近基部;花冠白色或黄绿色,内面紫色,钟状,裂至中部。浆果黑紫色,紫红色,球状。

- **分布和生境**　分布于贡山、福贡、维西、漾濞、楚雄、昆明、临沧、镇康、耿马、景东、盈江、瑞丽等地;生于海拔400～1800(～2200)米山坡草地或灌丛中。

食用　**根、果实:**根肥嫩,内有乳汁,做蔬菜。果实可生食,微甜。

药用　**根:**补中益气,润肺生津,祛痰止咳。用于肾虚泄泻,肺虚咳嗽,小儿疳积,乳汁稀少,遗尿,病后虚弱,泄泻,神经衰弱,子宫脱垂。《滇南本草》记载:煨猪肉吃,气血双补。

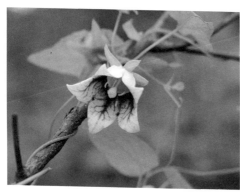
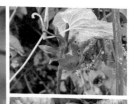
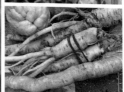

| 别名 | 草威灵 / 威灵仙 / 黑威灵 / 铁脚威灵 |
| | 滇仙威灵 / 云南威灵仙 |

- **形态** 多年生草本。根状茎粗短,有单生或少数簇生的须根。茎上部被极密的具疣状基部的黄褐色长硬毛。叶椭圆形、披针形或倒披针形。头状花序在枝端单生或少数排列成伞房状,总苞半球形,总苞片4～5层,舌状花较总苞长2倍,舌片白色;管状花花冠,黄色。

- **分布和生境** 分布于贡山、中甸、丽江、姚安、楚雄、昆明、峨山、蒙自、屏边等地;生于海拔1 200～2 600米的林下、灌丛下、山坡、草地、荒地或路边。

食用 全草、根:全草可以像蔬菜一样烹调食,属于国家卫健委批准的新资源食品。根与肉同炖,或将根打成粉作为香料蒸肉饼。

药用 根:祛风寒,消积滞,通经络,健胃消食。用于脘腹冷痛,食欲不振,食积腹胀,噎膈,胃痛,体虚多汗,感冒咳嗽,风寒湿痹,风湿脚气,风湿性关节疼痛,腰膝酸软。

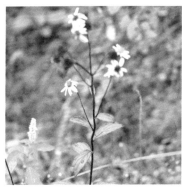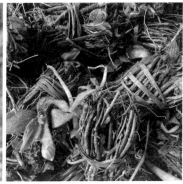

别名　生藤 ╱ 够哈哄 ╱ 香根藤

水逼药 ╱ 冷水发汗 ╱ 香根藤

- **形态**　缠绕木质藤本,具乳汁;茎与根有香气。叶近革质,椭圆形或长椭圆形,长 7～17 厘米,宽 2.5～8 厘米。花小,黄绿色,4～5 朵排列成具短梗的腋生聚伞花序;花冠近钟状,花冠筒短,裂片向右覆盖。蓇葖果叉生成直线,长 5～9 厘米,直径 2 厘米。

- **分布和生境**　分布于思茅、双江、峨山、西双版纳、蒙自、富宁、普洱、景东、昆明等地;生于海拔 1 000～1 600 米山地或山谷阔叶林中或山地路旁灌木丛中。

食用　**根、果实**:根与天冬煮猪蹄、煮鸡、泡酒。果实未成熟时可蘸盐、辣椒生食。

药用　**根**:解表温中,祛风通络,止痛行气。用于感冒,气管炎,胃痛,痞胀,风湿性疼痛,头痛,咳嗽痰喘,食积气胀。

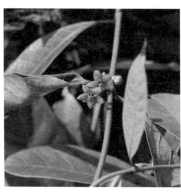
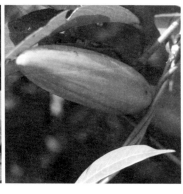

别名	葛根 ╱ 葛藤
	粉葛 ╱ 甘葛

- **形态**　藤本,具块根,茎被稀疏的棕色长硬毛。羽状复叶具 3 小叶;顶生小叶卵形,长 9～15 厘米,宽 6～10 厘米,3 裂。总状花序腋生,长达 30 厘米,不分枝或具 1 分枝;花 3 朵生于花序轴的每节上。蝶形花紫色或粉红。荚果带形,长 5.5～6.5(～9)厘米,宽约 1 厘米。

- **分布和生境**　分布于丽江、维西、香格里拉、大理、洱源、剑川、泸水、福贡、兰坪、峨山、元江、昆明等地;生于海拔 1800～2500 米的山沟林中。

- **食用** 块根:直接切片鲜食,或提取葛粉。
- **药用** 块根:升阳解肌,透疹止泻,除烦止渴。用于伤寒,温热头痛项强,烦热消渴,泄泻,痢疾,斑疹不透,高血压,心绞痛,耳聋。

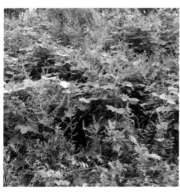 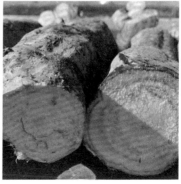

Thamnolia subuliformis

别名	雪茶 ╱ 太白茶 ╱ 石白茶
	太白针 ╱ 太白菜

- **形态**　地衣体枝状,直立或半直立,单生或稠密丛生,高4～8厘米。衣体管状,中空,直径0.2～0.4厘米,弯曲呈弓形,有时呈钩状,表面灰白色至乳白色,平滑,无光泽。

- **分布和生境**　常聚集成丛或散生;生于海拔3 700～4 300米的高山草甸及岩石薄土。

食用 地衣体:泡茶饮用,略带清苦味,同属植物地茶 *T. vermicularis* 亦可同用,药用功效也类似。本品可作为某些糖果的添加剂。

药用 地衣体:清热解渴,醒脑安神。用于虚劳骨蒸,肺炎咳嗽,癫痫狂躁,神经衰弱,高血压,胃气积痛,眼昏头闷,精神疲倦。

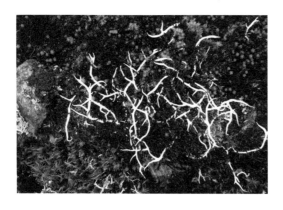

别名	冰粉 ／ 田珠
	蓝花天仙子

- **形态** 一年生草本。叶卵形或椭圆形,草质,长4～12厘米,宽2～8厘米。花单生于枝腋而与叶对生,通常具较叶柄长的花梗,俯垂;花萼果时包围果实,直径2.5～4厘米;花冠钟状,浅蓝色,直径达4厘米。浆果球状,直径1.5～2厘米,黄色。种子淡褐色,直径约1毫米。

- **分布和生境** 分布于云南各地;生于海拔1 200～2 400米的村边路旁。

食用 果实:籽粒含黏滑性强的果胶质,种子手搓后用石灰水沉淀即可做成云南街头特色饮料木瓜水,又名冰粉。

药用 花、果实或种子:清热解毒,祛风退火,利尿。用于发热,胃热,热淋,风湿性关节痛,疮痈肿毒。

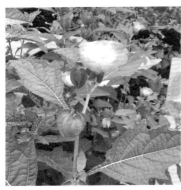
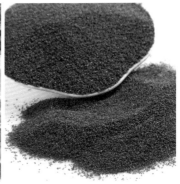

别名	树花
	石花菜

- **形态** 地衣体枝状丛生,直立;分枝呈扁枝状,重复二叉至不规则分枝,无背腹性;衣体表面光滑,灰黄绿色或乌白色至枯草黄色。子囊盘侧生,盘面淡灰绿色至污白色,被白粉,幼时平坦,成熟后半球形,子囊含孢子 8 个。

- **分布和生境** 比较广泛分布;生于灌木枝、树干、枯枝上。

食用 **地衣体**:采集的树花先用水煮后,凉拌食用。同属植物丛生树花 *R. fastigiata*、中国树花 *R. sinensis* 亦同用。

药用 **地衣体**:消炎,抗菌。

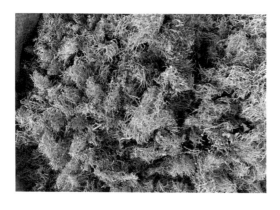

别名	鸡刺根 / 大刺儿菜 / 野红花 / 大小蓟
	大蓟 / 小刺盖 / 蓟蓟芽 / 刺刺菜

- **形态** 多年生草本,块根纺锤状或萝卜状,直径达 7 毫米。茎被稠密的毛。基生叶较大,长 8～20 厘米,宽 2.5～8 厘米,羽状深裂或几全裂,侧裂片 6～12 对,齿顶针刺长可达 6 毫米。头状花序直立,少数生茎端而花序极短;总苞片 6 层,顶端长渐尖,有长 1～2 毫米的针刺。小花红紫色,花冠长 2.1 厘米。

- **分布和生境** 分布于云南各地;生于海拔 1 450～2 250 米的山坡草地、路边、天边及溪边。

食用 **根**:与鸡或排骨同炖,有特殊的香气。《救荒本草》记载本品为蓟的近缘种飞廉 *Carduus cripus*,食用部位为嫩苗叶。

药用 **地上部或根**:凉血止血,祛瘀消肿。用于吐血,衄血,尿血,便血,崩漏下血,功能性子宫出血,外伤出血,痰中带血,肺结核,痈肿疮毒,漆疮,瘰疬,烫伤,跌打损伤。

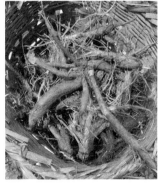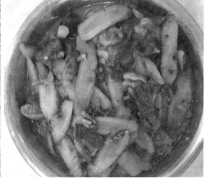

别名	节节高
	马尾根

- **形态** 根状茎近圆柱形或近连珠状,结节有时作不规则菱状,肥厚,直径 1～3 厘米。叶轮生,每轮 3～10 枚,条状披针形或披针形,长 6～20(～25)厘米,宽 3～30 毫米,先端拳卷。花序具 2～4 花,总花梗下垂;花被粉红色,长 18～25 毫米,裂片长 3～5 毫米。浆果红色。

- **分布和生境** 分布于云南各地;生于海拔 620～3 650 米的常绿阔叶林下、竹林下、林缘、山坡阴湿处、水沟边或岩石上。

食用 **根茎**:用于煮鸡、炖猪蹄。现已开发出黄精果脯的特色食品。

药用 **根茎**:补气养阴,健脾,润肺,益肾。用于脾胃气虚,体倦乏力,胃阴不足,口干食少,肺虚燥咳,劳嗽咳血,精血不足,腰膝酸软,须发早白,内热消渴。

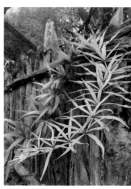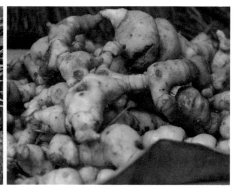

别名	鬼见愁 / 狗嗅药
	磨脚花 / 马蹄香

- **形态** 植株高 20～70 厘米；根茎粗厚，块柱状，节密，有浓烈香味；茎 1 至数株丛生。基生叶发达，叶片长 2～9 厘米，宽 3～8 厘米。花序为顶生的聚伞花序，花白色或微红色。瘦果长卵形，两面被毛。

- **分布和生境** 分布于昆明、鹤庆、元谋、大姚、师宗、大理、永胜、维西、贡山、漾濞、巧家、昭阳、广南、富宁等地；生于海拔 2 000～2 800 米的山坡、路旁草丛。

食用 **根茎或全株**：炖鸡、炖肉。**花序**：炒食。有特殊香气。

药用 **根茎**：理气止痛，消食止泻，祛风除湿，镇惊安神。用于脘腹胀痛，食积不化，腹泻痢疾，风湿痹痛，腰膝酸软，失眠。

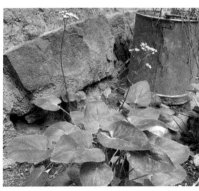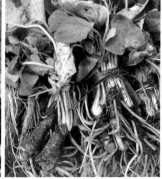

别名　漆树

- 形态　落叶乔木;顶芽大而显著,被棕黄色绒毛。奇数羽状复叶互生,常螺旋状排列,有小叶 4～6 对;小叶卵状椭圆形或长圆形,长 6～13 厘米,宽 3～6 厘米。圆锥花序长 15～30 厘米;花黄绿色。果序多少下垂,核果肾形或椭圆形,不偏斜,略压扁,长 5～6 毫米,宽 7～8 毫米。

- 分布和生境　分布于滇东北、滇中和滇西北;生于海拔 1 300～2 800(～3 800)米的向阳山坡、山谷湿润林内。

食用　漆籽:10～11 月采集漆籽晒干,压榨出油,即漆油。傈僳族常用漆油煮鸡或做成漆油茶。

药用　漆油:滋补,疗伤,疏通血脉,驱寒祛湿。

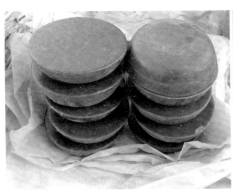
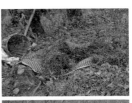
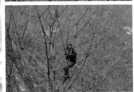

主要参考文献

［1］中国科学院中国植物志编辑委员会.中国植物志(1—80卷)
　　［M］.北京:科学出版社,1999.

［2］中国科学院昆明植物研究所.云南植物志(1—16卷)［M］.北
　　京:科学出版社,1977.

［3］朱櫹.救荒本草校释与研究［M］.王家葵等,校注.北京:中医古
　　籍出版社,2007.

［4］兰茂.滇南本草(第一卷)［M］.滇南本草整理组,整理.昆明:云
　　南人民出版社,1975.

［5］江纪武.药用植物辞典［M］.天津:天津科学技术出版社,2005.

［6］国家药典委员会.中华人民共和国药典2020版(一部)［M］.北
　　京:中国医药科技出版社,2020.

植物中文名索引

150

云南野生食药两用植物

云南野生食药两用植物

植物拉丁名索引